Table des matières

Introduction

S'il y a bien une chose que je retiens dans le monde de l'activité physique et du sport, c'est que tout n'est jamais noir ou blanc. On peut y retrouver des nuances de gris. Ce qui signifie qu'une multitude de données peuvent différer en fonction du contexte.

Ce livre n'a pas pour ambition de vous dévoiler une réalité absolue sur le monde de l'activité physique et du sport mais plutôt de pousser à une profonde réflexion tout en vulgarisant certaines notions pour la compréhension de toutes et tous.

À travers cet ouvrage, je vous partage mon expérience personnelle en tant que coach et athlète international. Mais aussi une analyse personnelle d'une multitude d'échanges réalisés avec des professionnels du monde du sport et de la santé. Pour finir, cet ouvrage est agrémenté par quelques revues scientifiques pour appuyer les propos énoncés.

J'ai tant bien que mal essayé de rester le plus objectif possible mais l'effort fut vain. Et puis, un livre sans subjectivité, c'est comme manger des kellog's sans le lait. Un peu triste non ?

Ai-je raison ? Devez-vous porter ce livre comme une vérité absolue à la fin de la lecture ? Absolument pas. Ce qui est écrit à l'instant « T » ne sera peut-être plus valable demain. Peut-être même que vous douterez de la véracité de mes propos. Que vous soyez d'accord ou non, la mission sera accomplie. Car ce livre vous aura permis une chose : Devenir une meilleure version de vous-même en tant que coach, athlète ou simple passionné par le biais de l'esprit critique.

Bonne lecture !

Partie 1 : Mythes et croyances populaires

« Pour atteindre la vérité, il faut une fois dans la vie se défaire de toutes les opinions qu'on a reçues, et reconstruire de nouveau tout le système de ses connaissances. » [René Descartes]

1. <u>Le Butt Wink est dangereux pour ton dos. Évite le squat sinon tu vas te blesser !</u>

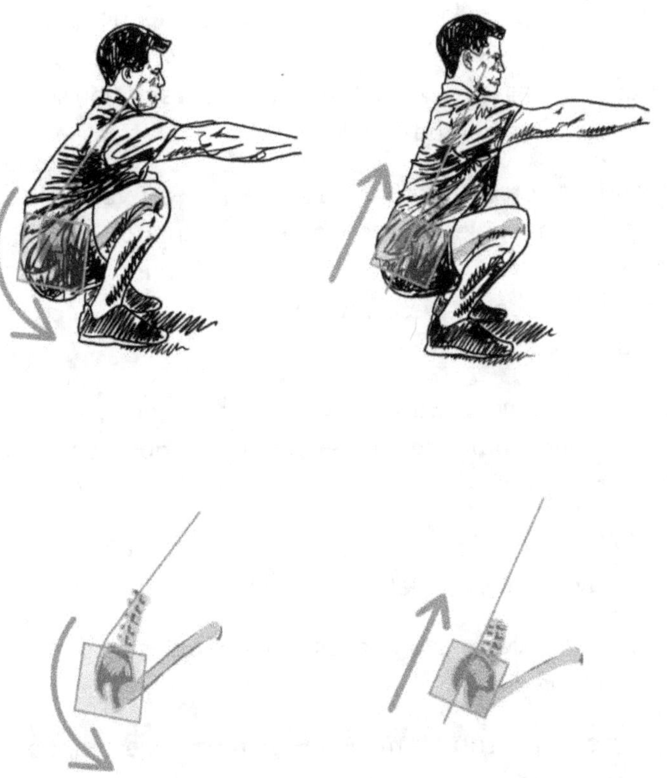

Avant de savoir si le Butt Wink est dangereux ou pas, il est important de comprendre ce qu'est un « Butt Wink »

Le Butt Wink n'a pas réellement de définition en français. Il s'agit d'une expression anglo-saxonne qui se caractérise par l'enroulement de la colonne et qui survient généralement sur le mouvement de squat (en position basse), et, plus particulièrement, lors d'un full squat/Squat complet.

Maintenant que nous savons ce qu'est un « Butt Wink », attardons-nous sur la croyance populaire et les questionnements de celui-ci :

Est-il dangereux pour le dos et pour vos disques lombaires ?

La croyance populaire dit que oui. La théorie étant qu'un enroulement excessif pourrait provoquer une lésion des disques lombaires[1] au fil du temps et que la solution serait donc de limiter son amplitude sur le squat.[i]

Cependant, lorsque la colonne vertébrale est verrouillée dans une position stable, elle est capable de supporter d'énormes forces. Et donc, ainsi, continuer à développer un squat complet/full squat et obtenir un meilleur recrutement tissulaire.[ii]

Le réel problème du Butt Wink surviendrait lors d'une perte de la « courbure lombaire » et engendrerait donc un risque de blessure.[iii]

Que faut-il conseiller à une personne ayant un « Butt Wink » sur son mouvement de squat ?

- Analyser les éventuelles pathologies auprès d'un professionnel de santé

- Analyser les éventuels manques de mobilité et y apporter les solutions une fois la source trouvée (renforcement des fléchisseurs de hanche en position de flexion, assouplissement des fessiers et rotateurs de hanches, travail de mobilité de chevilles également)

---

[1] Dans la colonne vertébrale, nous retrouvons 23 disques. 6 dans la région cervicale, 12 dans la région thoracique et 5 dans la région lombaire

- Si les douleurs surviennent et persistent, il est suggéré d'apporter une variante au mouvement de squat dans lequel l'exercice n'est pas problématique. Le travail sous tempo pour programmer ou reprogrammer le contrôle moteur dans chaque amplitude de mouvement est une solution que certains professionnels de santé suggèrent également.

<u>À prendre en compte :</u>

Lors de la descente dans le squat, le Butt Wink débute à partir du bas. C'est-à-dire que la hanche entraîne le bassin puis le sacrum sur lequel la colonne lombaire repose. La mobilité des membres inférieures doit donc être le premier point de regard. Le gainage est d'une importance capitale pendant le mouvement. En cas de perte ou manque de gainage, certains spécialistes de santé affirment qu'il y a un risque élevé de se diriger vers une hernie discale ou, du moins, la protrusion discale. Cela reste cependant empirique.

Cependant, il est important de relativiser. En effet, la flexion lombaire lors d'un squat n'est pas évitable même si on cherche à l'éviter[iv]. Il est important également de se préparer aux contraintes sur le rachis en réalisant des exercices de flexion. Vouloir éviter la flexion lombaire à tout prix entraîne un risque d'être plus faible lors des mouvements de flexion et donc, par conséquent, augmenter le risque de blessure.

Conclusion :

Il est important de prendre en compte que la blessure peut survenir s'il y a un excès au niveau du mouvement et/ou une fatigue accumulée qui pourrait amener à une perte de courbure lombaire dans la position basse du squat. La progression sur le mouvement est fondamentale. Cependant, le Butt Wink n'est pas problématique en tant que tel et a été « diabolisé » pour amener une explication théorique aux douleurs lombaires. Ce n'est pas parce qu'une personne possède un Butt wink qu'elle ne peut pas réaliser de squat ou qu'elle sera limitée « ad vitam aeternam » dans le mouvement de squat. Jusqu'à un certain point, certains mouvements pelviens sont tout à fait normaux en fonction de votre anatomie et des solutions existent pour continuer à vous développer sur le mouvement de squat. Soit par variantes d'exercices, soit par travaux de mobilité.

2. <u>Je veux me raffermir mais je ne veux pas ressembler à un homme</u>

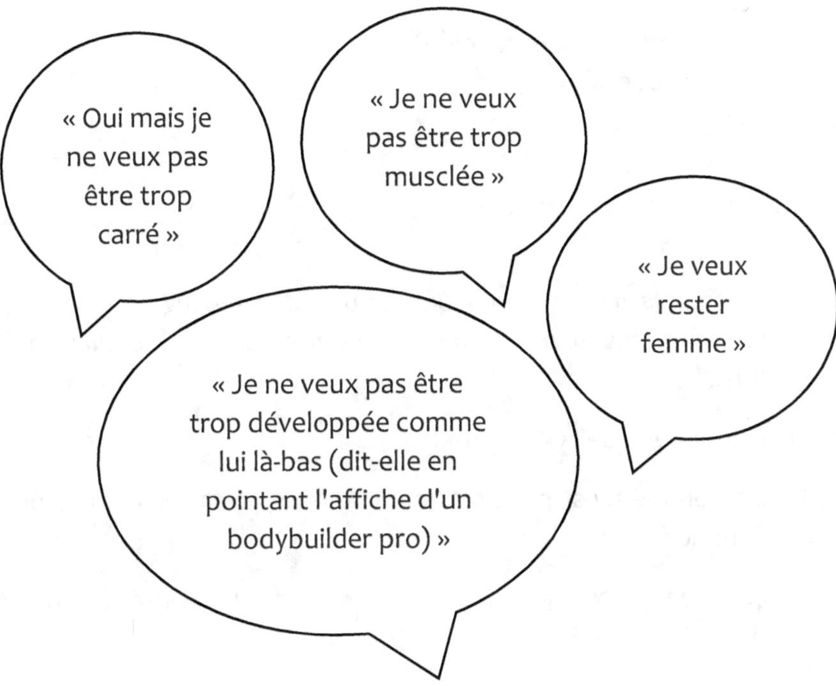

On ne compte plus le nombre de fois que l'on a entendu cette phrase ! Peut-être même vous reconnaissez-vous dans ces paroles… On ne vous en veut pas !

Avant toute chose, il est important de comprendre que l'utilisation des mots « se raffermir », « tonifier », « sculpter la silhouette » n'est rien d'autre qu'un aspect commercial qui veut simplement dire « SE MUSCLER ».

Il faut savoir que le développement musculaire va dépendre de plusieurs facteurs pour un individu :

- Le sexe
- La génétique (morphologie)[2]
- La pratique sportive
- L'âge

- …

« Bien, cela étant dit, nous, on veut quand même savoir comment rester femme si on décide de se lancer dans le domaine du fitness. »

Pas de panique ! On y vient !

Un homme n'est pas une femme et une femme n'est pas un homme !

Ça paraît incroyable à lire mais c'est pourtant la vérité ! (Ah bon !?)

Partons d'un exemple relativement simple :

Un homme et une femme ont la même taille, la même pratique sportive (fitness), la même expérience sportive (disons qu'ils pratiquent le fitness depuis 5 ans) et la même tranche d'âge. L'homme sera toujours (du moins dans la majorité des cas, sauf exception) plus musclé que sa partenaire d'entraînement.

Pourquoi ?

---

[2] Nous restons ici dans les « grandes lignes » en parlant de « génétique » mais d'autres facteurs rentrent en ligne de compte tels que la génétique hormonale et la typologie musculaire par exemple.

Parce que certains facteurs rentrent en compte. Tels que :

- La typologie musculaire[3]

- Une force moins grande que l'homme (de départ)

- Le taux d'hormones anabolisantes (testostérone) moins important que chez l'homme. La testostérone est une hormone qui joue un rôle important sur la santé, le rendement sportif, le bien-être ainsi que sur la libido. Chez la femme, la testostérone est produite en plus petite quantité par les glandes surrénales et les ovaires (environ 20 fois moins) alors que chez les hommes celle-ci est produite dans les testicules et les glandes surrénales.[v45]

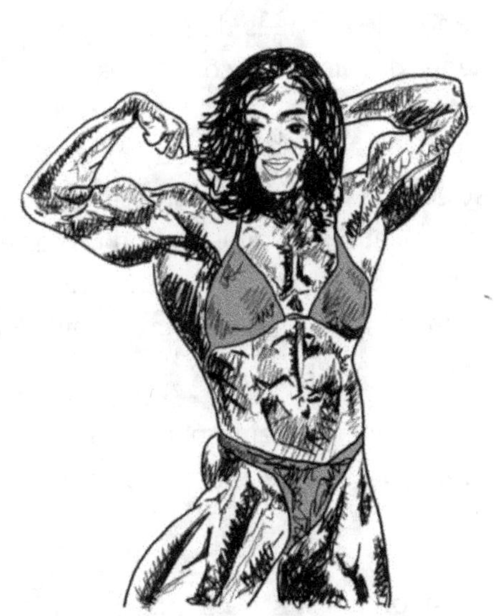

---

[3] En moyenne, les femmes ont plus de masse grasse (25 à 30%) et moins de masse musculaire que les hommes (12 à 15%).

[4] Attention : la testostérone n'explique pas tout. Ce n'est qu'un seul facteur de développement parmi d'autres.

[5] Il semblerait que la différence entre femmes et hommes concernant le taux d'hormones anabolisantes soit similaire entre un homme dopé et un homme non-dopés. Concernant les athlètes dopés et non-dopés, il semblerait que l'on soit entre 5 et 29 fois la dose physiologique

Avec tous ces facteurs qui rentrent en compte, cela change fortement la donne et fera qu'une femme n'atteindra pas le même résultat musculaire qu'un homme (surtout en comparaison au haut niveau).

« Oui mais moi à la salle il y a une bodybuildeuse qui est aussi musclée qu'un homme ».

Bien.

Sachez que le bodybuilding, avant d'arriver à un certain niveau, demande des années de pratique. Et c'est probablement une hygiène de vie beaucoup plus difficile qu'un autre sport.

De plus, si la soi-disant bodybuildeuse est « anormalement » musclée (je reviendrai sur le terme anormal que je viens d'utiliser), et bien, soit il s'agit d'un cas exceptionnel, soit elle a peut-être simplement utilisé des produits dopants afin d'atteindre des objectifs de compétitions/carrière et c'est un choix à respecter.

Je vais revenir maintenant sur le terme « anormalement musclé ». Je n'aime pas la tournure que la société actuelle prend.

Ce n'est qu'un avis personnel mais la société voit la femme actuelle comme étant quelqu'un avec une taille fine, des jambes fines et il ne faut pas qu'elle soit musclée parce que ça dégrade l'image qu'on a de la femme et ça la rend « trop masculine ».

Ne prêtez plus attention aux critiques.

Vous vous sentez vous-même quand vous faites du CrossFit ? FAITES-LE !

Vous vous sentez vous-même quand vous pratiquez du MMA ? FAITES-LE !

Vous vous sentez vous-même quand vous pratiquez de l'haltérophilie ? FAITES-LE !

C'est la société qui est moche. Pas vous.

Conclusion :

À moins d'être débutante dans le domaine et de voir des progrès relativement rapides, les femmes ne doivent pas s'inquiéter. Physiologiquement, elles ne sont pas prédisposées à devenir « ultra-musclées ».

« Skinny is not sexy. Health Is. » / « Être maigre n'a rien de sexy,
être en bonne santé, oui »

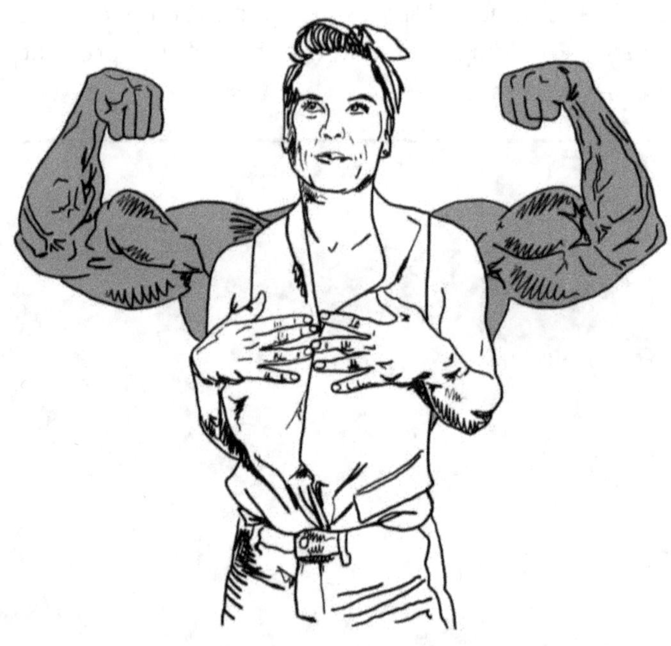

3. <u>Les Séries longues pour sécher</u>

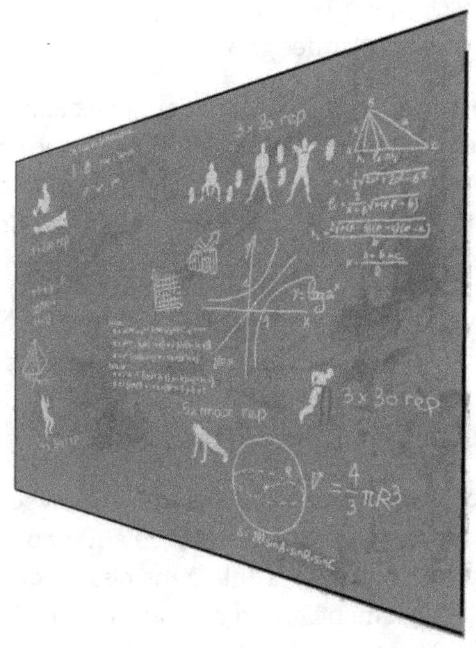

Encore une idée fortement répandue dans le monde du fitness !
Et pourtant…

La croyance populaire étant que si l'on fait beaucoup de
répétitions, ce sera exclusivement pour perdre du gras
(« sécher ») et permettra d'être mieux dessiné musculairement.
À l'inverse, réaliser des séries avec moins de répétitions
permettrait de prendre plus de muscles et d'être plus fort.

Mais qu'en est-il réellement ?

Il n'y a pas de recettes miracles. Si vous voulez être « plus sec »
et avoir une meilleure définition musculaire, il va falloir perdre
du gras !

Pour être plus défini, il faut donc un taux de masse grasse corporelle plus faible. Ce n'est pas parce que vous sentez votre muscle qui brûle à l'effort que cela signifie que vous êtes en train de brûler des graisses.

Le travail devra donc passer principalement dans l'assiette avec un déficit calorique (Le déficit calorique se produit lorsque vous consommez moins de calories que celles que vous dépensez en activités ou que votre dépense énergétique lié à vos activités augmente).

Pour ajouter davantage de contenu concernant la musculation, soulever de la fonte élève la dépense énergétique post-entraînement (EPOC[6]). Cela est dû au stress métabolique que la musculation impose à l'organisme.

S'entraîner à une haute intensité[7] avec des charges élevées plusieurs fois par semaine est d'autant plus utile car cela recrute à la fois les muscles et la transmission neurologique, favorisant non seulement une musculature plus définie[8] mais aussi une coordination améliorée.[vi]

---

[6] EPOC : excess post-exercice oxygen consumtion. Cet effet reste malgré tout minime. D'où l'importance d'une alimentation en accord avec ses objectifs

[7] Il est important de prendre du recul concernant l'intensité. L'intensité est relative selon l'individu. La progression est une étape importante du processus. Être à « 100% » de ses capacités mentales et physiques à chaque séance n'est pas possible.

[8] Musculature plus définie : terme commercial. Cela veut dire une musculature « avec un taux de masse grasse plus faible. »

Conclusion :

Les séries longues sont utiles pour d'autres objectifs que la perte de poids. Concentrez-vous sur une alimentation adaptée à vos besoins et votre style de vie. Prenez confiance sur vos charges, continuez de progresser et n'ayez pas peur des charges lourdes !

5.   <u>Je fais des abdos pour perdre du ventre</u>

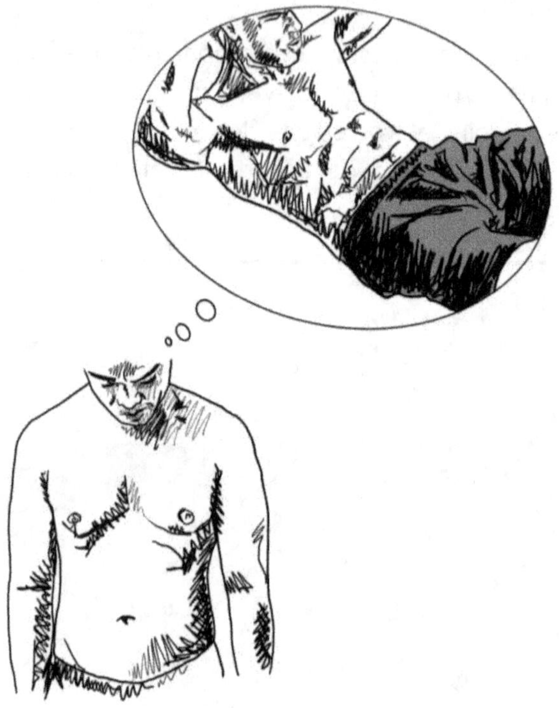

Ne rigolez pas, il est encore possible de rencontrer des gens qui nous sortent encore ce genre d'ânerie à l'heure actuelle.

Est-ce leur faute ? Clairement pas. En tant que coach, il est de mon devoir de lutter contre de telles idées reçues.

Malheureusement, il est impossible de localiser précisément la perte de gras.

En revanche, il est possible de se prendre en main en :

- Réalisant des exercices poly-articulaires

- Réaliser un déficit calorique[9]

- S'armant de patience et de discipline

En effet, les exercices poly-articulaires permettront d'impliquer plus de muscles et donc, de dépenser plus de calories. Pour vous donner une idée, Un Sumo Deadlift (soulevé de terre sumo), dépensera plus de calories qu'un Biceps Curl.

Remarque :

Bien que cela soit complètement empirique[10], certains coachs ou professionnels du monde sportif affirment qu'à l'aide d'un protocole d'entraînement extrême (souvent associé à un très gros volume), il serait possible de localiser la perte de gras. Dans une situation pourchassant le même objectif de perte de gras, la technologie de cryolypolyse, un traitement par le froid pour détruire les cellules graisseuses, permettrait de localiser la perte de gras sur certaines régions du corps. L'effet reste malgré tout très faible.

____

[9] L'image refletée sur l'article est juste à titre indicateur d'IMC (Indice de Masse Corporelle). Elle est placée afin d'avoir une idée « globale ».

[10] Qui ne s'appuie que sur l'expérience, l'observation, non sur une théorie ou le raisonnement (Le Robert)

Conclusion :

D'après la recherche actuelle[11], nous ne pouvons pas localiser la perte de gras par le biais de l'activité physique de manière précise. Cependant, gardons à l'esprit que le sport évolue chaque jour et que nous devons continuellement nous remettre en question.

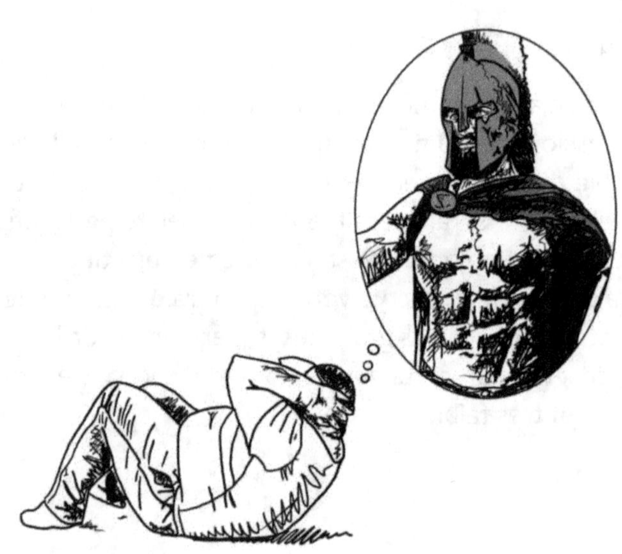

---

[11] Une recherche intitulée "Effect of combined resistance and endurance exercise training on regional fat loss" du "The journal of Sports Medicine and Physical Fitness" m'a fait hésiter sur les propos de la perte de gras localisable. Après avoir lu la recherche et échangé avec d'autres professionnels du métier, nous sommes d'accord sur le fait qu'il n'est pas possible de perdre du gras de manière « ultra précise ». Mais cette étude ouvre de nouvelles perspectives sur la perte de gras et le milieu du sport.

6. <u>Je suis bien comme je suis. Je n'ai pas besoin de faire du sport</u>

Alors celle-là... Elle mérite le Golden Globe tellement c'est gros !

Scoop de l'année : Faire du sport, ce n'est pas juste pour perdre du poids. Il y a tellement d'avantages que c'est difficile de tous les citer !

- Au niveau social :

- Crée des amitiés, des rencontres autour d'une activité physique autour d'une passion

- Inculque des notions telles que l'esprit d'équipe, l'entraide et le respect

- Au niveau psychologique :[vii]

- Lutte contre l'anxiété

- Augmente l'oxygénation du cerveau. Ce qui signifie que cela améliore la performance intellectuelle (Tiens, il est où le cliché du mec musclé sans cerveau ?)

- Permet de sécréter de l'endorphine, hormone du bien-être qui apporte une sensation de plaisir

Au niveau physiologique :

- Améliore le système cardio-vasculaire (oui, le cœur est aussi un muscle « cardiaque »)

- Contribue au maintien de la masse musculaire

- Favorise le transit

- Améliore les capacités respiratoires

- Sert de prévention contre les problèmes articulaires

- Aide à solidifier les os (augmente la densité minérale osseuse)

- Stimule le système immunitaire

Conclusion :

Le sport (ou l'activité physique), vous apporte des avantages non-négligeables pour être en bonne santé.

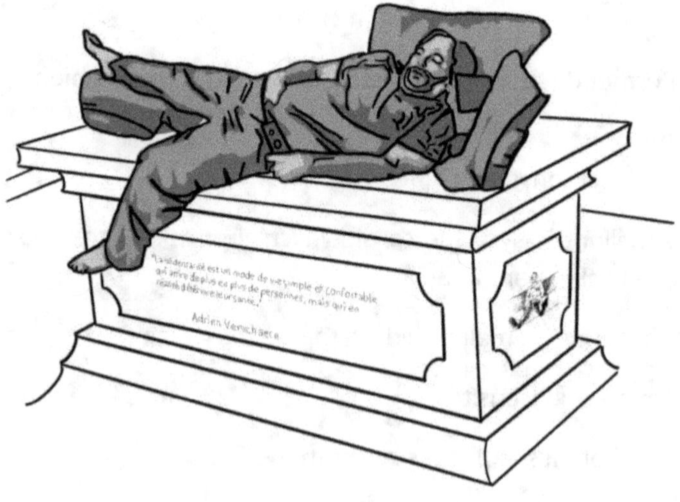

7. Les genoux ne doivent pas dépasser les orteils au squat

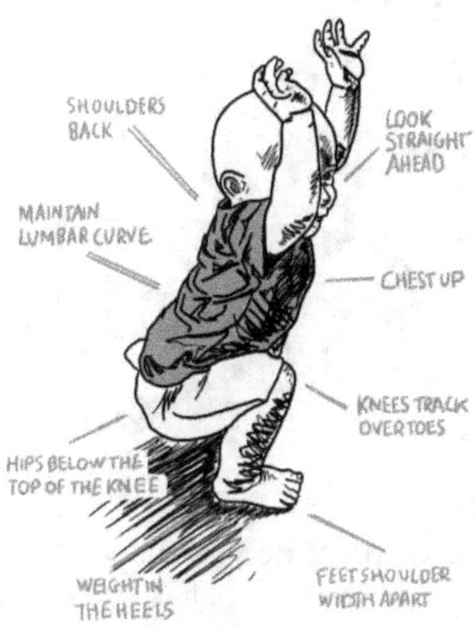

Bien que ce mythe soit de moins en moins répandus. Il existe encore et il est temps de l'annihiler complètement !

Pendant longtemps, la consigne « Ne dépasse pas la pointe des pieds avec tes genoux » a été maintenue. L'idée étant de réduire la pression que l'on pouvait exercer sur les genoux et donc, à terme, amener un risque de blessure.

Bien que l'idée ait du sens, cela ne veut pas dire qu'elle soit bonne pour autant. Le squat est un mouvement naturel.

Depuis notre plus jeune âge, nous adoptons instinctivement cette position.

Dans de nombreux pays asiatiques, s'accroupir (squat complet ou Full squat), est tout à fait normal et est utilisé pour patienter, manger, travailler … Cette position est popularisée d'ailleurs par le terme « Asian squat ».

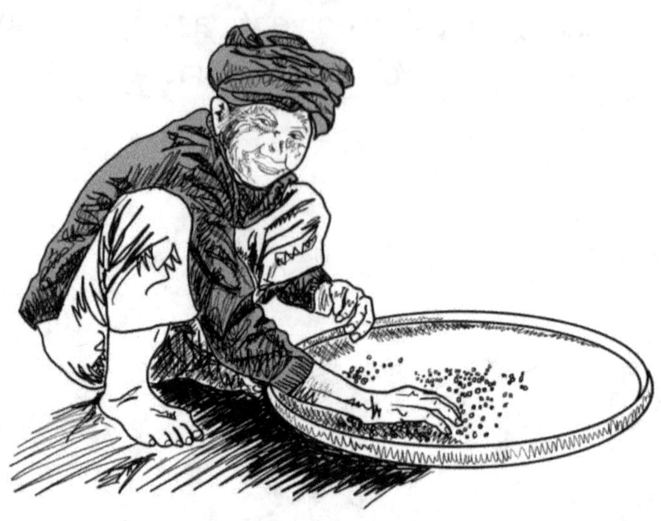

Apparemment, d'un point de vue théorique, c'est l'éducation occidentale et les normes culturelles qui nous ont faits oublier cette position de repos via l'utilisation de chaises, tables, toilettes impliquant une position assise à 90 degrés.

Pour en revenir au squat en musculation, il est tout à fait naturel et logique de réaliser un full squat/ squat complet avec les genoux qui dépassent les orteils.

Le réel risque de ne pas vouloir laisser les genoux volontairement dépasser la pointe des pieds est d'amener davantage de tensions dans le bas du dos ainsi que les hanches.

Les facteurs qui vont faire en sorte que vos genoux se situent à une certaine position/amplitude lors de votre squat vont dépendre :

- De votre souplesse (principalement de la hanche et des chevilles)

- De la longueur de vos segments

D'ailleurs, en réfléchissant un petit peu, lorsque nous montons les escaliers et que nous les descendons, les genoux dépassent les pointes de pieds n'est-ce pas ? Un autre exemple reste l'haltérophilie avec des athlètes soulevant des charges impressionnantes et ayant les genoux qui dépassent la pointe des pieds. Une étude sortie en 2012 glorifie d'ailleurs le squat complet et démontre même que ce n'est pas l'exercice du squat complet le problème, mais bien son exécution.[viii]

Conclusion :

Avoir les genoux qui dépassent les orteils est un mouvement naturel lors du squat. Il n'y a pas de quoi s'inquiéter.

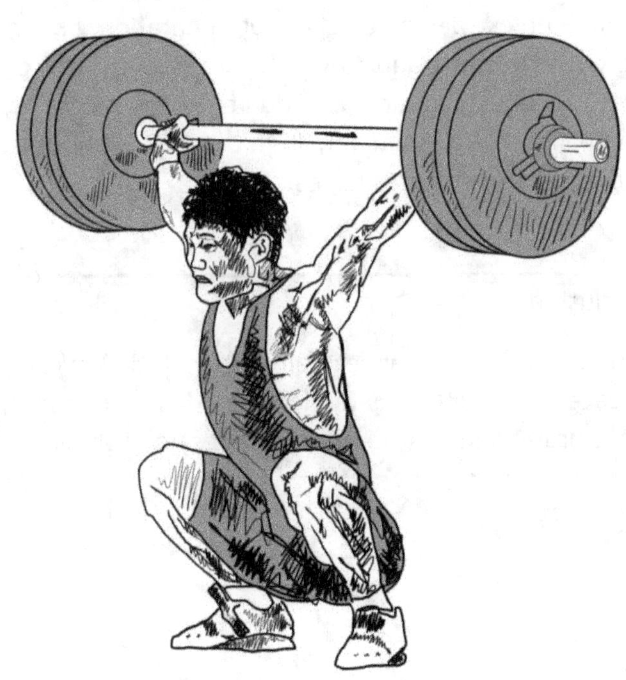

8.   <u>La natation, le meilleur sport pour le dos</u>

La croyance populaire dit que le meilleur sport pour les douleurs au dos serait la natation.

Mais qu'en est-il réellement ?

On suppose que cette croyance vient du fait que l'activité aquatique permettrait « d'éviter les ondes de choc ».

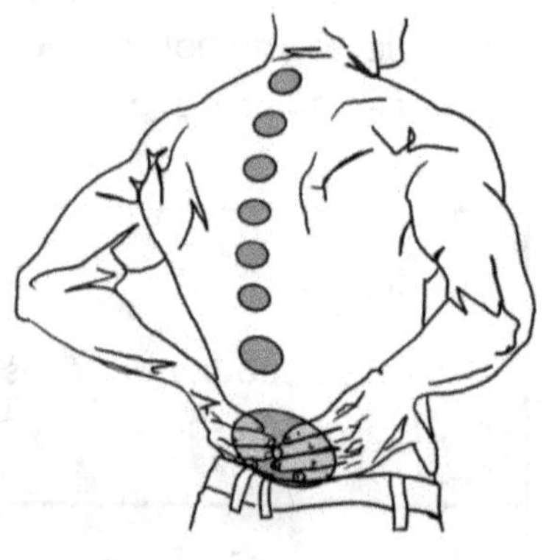

Cependant, une étude réalisée sur des adolescents (âge moyen 14-15 ans) a démontré que le vélo et la marche étaient plus efficaces que la natation concernant les douleurs au dos ![ix]

Le but ici n'est pas de cracher sur la natation. Loin de là. Les exercices de sport aquatiques (ex : aquagym) ont prouvé de bons résultats pour les douleurs au dos de types « lombalgies[12] ». Cependant, ils n'ont pas démontré plus de résultats que d'activités terrestres.[x]

Conclusion :

Faites ce que vous aimez faire. La natation n'est pas plus efficace pour éviter des douleurs au dos. Cependant, si vous aimez pratiquer la natation, alors faites-vous plaisir !

---

[12] Lombalgie : terme global signifiant « douleurs lombaires »

9.   <u>Ne verrouille pas tes articulations en fin de mouvement, tu vas détruire tes articulations !</u>

C'est une consigne qu'on entend encore régulièrement aujourd'hui et elle n'est pas nécessairement mauvaise dans certaines situations sportives. Le tout est de contextualiser.

Par conséquent, ici, je ne parlerai pas :

- De l'amplitude active (le fait de garder son muscle sous tension)

- De pathologies éventuelles aux coudes, aux épaules, aux genoux, ...

- D'hyperlaxité

Le mieux est d'illustrer en contre-argumentant ce type de propos :

- Pensez-vous qu'un haltérophile serait capable de maintenir une charge au-dessus de la tête s'il ne verrouillait pas ses articulations ? Personnellement, je préfère arrêter le suspense tout de suite et vous dire que si l'haltérophile ne verrouillait pas ses articulations, il est fort probable qu'il risquerait de voir tomber des centaines de kilos sur sa tête.

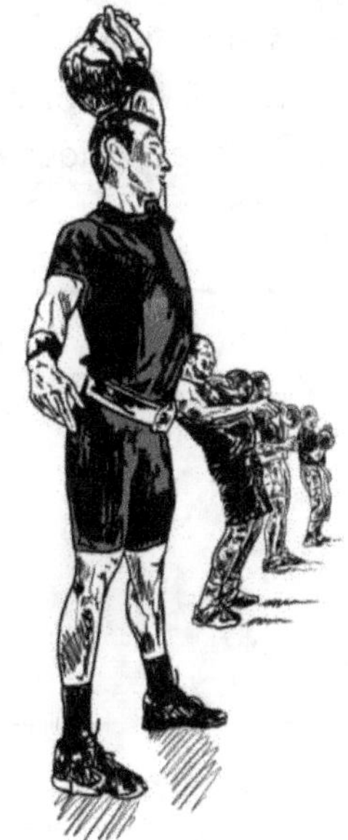

- Pensez-vous qu'un athlète de kettlebell sport serait capable de valider ses répétitions s'il ne verrouillait pas ses articulations ? Je rajouterai également que le volume réalisé lors de certaines compétitions avec les charges prescrites n'a pas encore amené des athlètes comme Denis

Vasilev[13] ou Stéphane Dogman[14] à prendre leurs retraites sportives. Si c'était fondamentalement dangereux, ce sport n'existerait pas.

- Pensez-vous que porter un cartable (qui représente une charge additionnelle) en attendant son bus se fait en légère flexion pour préserver ses articulations ?

L'extension de l'articulation est nécessaire et s'avère utile dans certaines situations (sportives ou non) pour se reposer. Que ça soit pour réaliser des pauses entre des répétitions ou valider certaines répétitions en compétition.

Conclusion :

Avant de diaboliser le verrouillage des articulations en disant que cela est synonyme de blessure. Il est important de contextualiser. Excepté pathologies ou certaines méthodes d'entraînements, verrouiller ses articulations est un processus tout à fait normal pour se reposer entre les répétitions d'une série et valider ses répétitions en compétition pour certains sports.

---

[13] Denis Vasilev est un multiple champion du monde de kettlebell sport

[14] Stéphane Dogman est un athlète français de kettlebell sport et également sélectionneur de l'équipe de France de ce sport. Il est considéré comme un précurseur de cette discipline dans son pays

10. <u>Le bodybuilding, c'est de la gonflette. Ce n'est pas ça qui te rendra fort !</u>

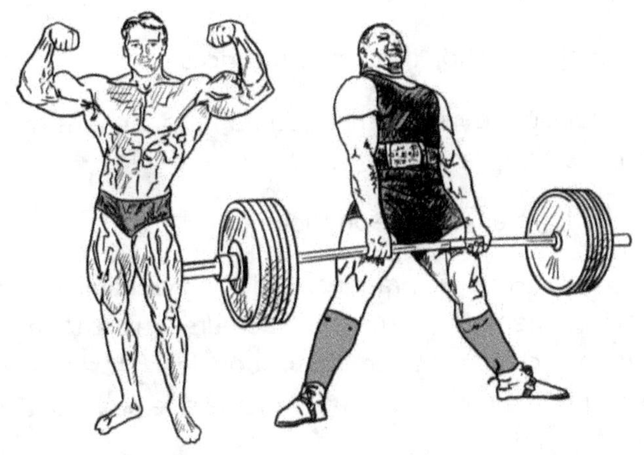

Le terme « Gonflette » est quand même affreusement péjoratif quand il est mentionné dans le bodybuiding.

Mais qu'est-ce que c'est le bodybuilding ?

Le bodybuilding ou culturisme, est la musculation qui est destinée à « modeler » le corps. Un art qui consiste à développer sa masse musculaire dans un but esthétique en ayant le moins de taux de masse grasse possible.

Par conséquent, le but premier du bodybuilding n'est pas de développer sa force maximale.

La force, elle, dépend de plusieurs facteurs :

- La typologie musculaire[15]

- La longueur des fibres musculaires

- La largeur des fibres musculaires

- La synchronisation des unités motrices[16]

- La capacité de recrutement du nombre d'unités motrices en moins de temps possible

- La section transversale physiologique[xi][17]

Étant donné que les pratiquants de bodybuilding ne travaillent principalement que sur les facteurs structuraux et non-nerveux, cela explique pourquoi leur force est moins développée qu'un powerlifter[18] même si le bodybuilder semble « plus volumineux ».

---

[15] Typologie musculaire : pourcentage de fibres musculaires rapide et lente.

[16] Une unité motrice est constituée par un neurone moteur (ou motoneurone) situé dans la moelle épinière, son prolongement (axone) qui chemine dans le nerf périphérique et l'ensemble des fibres musculaires qu'il innerve.

[17] En physiologie musculaire, la section transversale physiologique (PCSA) est la surface de la section transversale d'un muscle perpendiculaire à ses fibres, généralement à son point le plus grand. Il est généralement utilisé pour décrire les propriétés de contraction des muscles pennés. D'après une étude, il y aurait une meilleure corrélation au volume total musculaire.

[18] Powerlifter : Terme utilisé pour « Pratiquant du powerlifting ». Le powerlifting étant un sport de force où le but est de porter la charge la plus lourde possible en Back Squat, Bench press (Développé Couché) et Deadlift (Soulevé De Terre) avec une barre olympique.

Conclusion :

Charger lourd permettra de stimuler les facteurs nerveux pour améliorer sa force maximale. Cependant, prendre du muscle ne veut pas nécessairement dire qu'il faut charger lourd car on risque de mal isoler ses muscles et donc, ne pas atteindre l'objectif esthétique de base souhaité. Chaque personne est différente en fonction d'un système nerveux moins adapté, d'une appréhension au développement de la force... Faites donc ce que vous aimez faire en fonction de votre ressenti !

11. <u>Je ne travaille pas sur machine, je ne fais que du fonctionnel !</u>

On l'a tous déjà entendu ! Que ça soit en salle de fitness, de CrossFit ou même entre amis partageant ses derniers PR autour d'un shaker !

Le mot fonctionnel est aujourd'hui utilisé à toutes les sauces. Alors comment faire pour s'y retrouver ?

La croyance populaire veut que le mot « fonctionnel » soit principalement synonyme de travail au poids du corps, travail avec des poids libres (barre, sandbag, kettlebells, haltères…) et du travail de suspension (ex : TRX). En gros, tout ce qui ne concerne pas le travail avec des machines.

Le fait est que nos muscles, de base, ont plusieurs fonctions dont une importante : BOUGER !

Ce qui signifie qu'il est impossible (sauf cas exceptionnels et pathologies) d'avoir des muscles « non fonctionnels ».

Si tel était le cas, ils ne serviraient à rien (sauf… Décorer peut-être !)

Attention !

Le fait d'utiliser certains exercices plutôt que d'autres en choisissant de manière assidue le matériel avec lequel on va le pratiquer selon l'objectif visé sera déterminant. Encore une fois, tout dépend du contexte !

<u>À prendre en compte :</u>

La science[xii] s'est penchée sur l'entraînement fonctionnel. À ce jour, il n'y a pas d'accord sur une définition universelle de l'entraînement fonctionnel. Ces entraînements tendent à développer les mêmes bénéfices déjà induits par les programmes « traditionnels ».

Conclusion :

Le fait de travailler sur machines ne veut pas dire que vous ne faites pas du muscle fonctionnel. Le muscle possède plusieurs fonctions dont savoir se mobiliser dans son environnement. Prêtez juste attention au contexte concernant le choix de vos exercices.

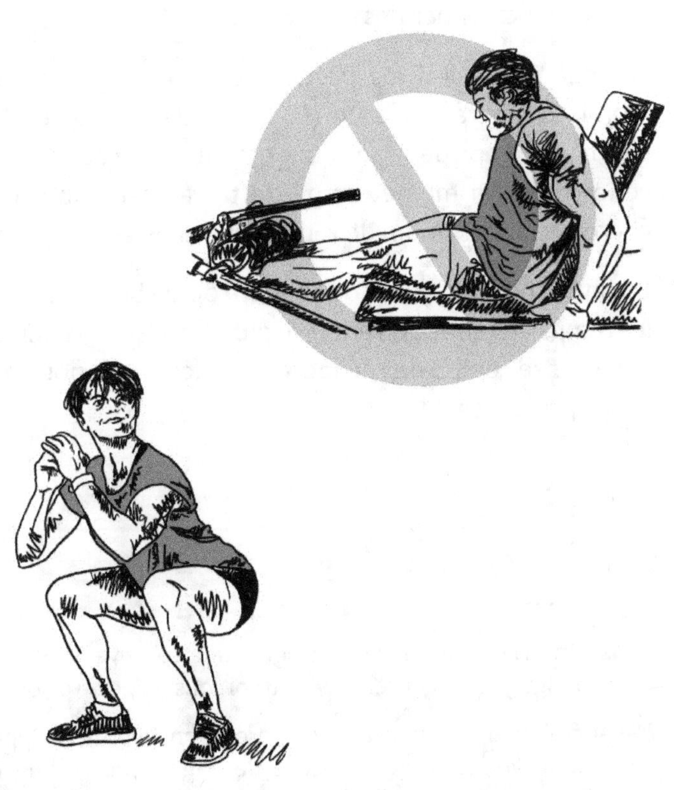

12. <u>Il faut absolument respecter les temps de repos sinon tu ne progresses pas</u>

Alors, ici, il faut à nouveau contextualiser (décidément, ce mot ressort constamment !)

J'ai toujours pensé que lorsqu'on pose une question trop générale à un coach, le bon coach répondra tout simplement :

« Ça dépend »

Je vais donc donner des exemples :

Lorsque j'ai réalisé ma préparation pour le championnat du monde de marathon 2019 (One Arm Jerk 24kg) en kettlebell sport[19], le temps de repos était essentiel afin de mettre plus de séries dans un même temps de travail car le but est d'aller chercher un maximum de répétitions dans un temps imparti.

En revanche, dans le cas de l'hypertrophie ou même de la force, les temps de repos doivent être plus conséquents afin de laisser au corps le temps de récupérer correctement pour réussir les séries prescrites.[20]

---

[19] Marathon kettlebell sport : il s'agit d'une épreuve de 60 minutes où on ne peut pas poser la kettlebell au sol sous peine de disqualification.

[20] Par crainte d'une mauvaise interprétation, je préfère apporter une explication via cette note de bas de page : Encore une fois, tout dépend du contexte. Si l'objectif est de cibler le stress métabolique dans le cadre de l'hypertrophie, des méthodes comme la méthode Legeard ou le travail dégressif par exemple, il y aura un intérêt de compresser ou supprimer le temps de récupération. Ce sont des méthodes d'intensification intéressante lorsque l'on est limité par le temps dans son entraînement.

Ce qu'il faut retenir, c'est que les temps de repos ne sont pas un facteur clé selon le contexte. Si on est dans le milieu de l'endurance, cela permet de mesurer ses progrès. Le tout est de ne pas tomber dans l'excès en faisant des temps de repos énormes pour des efforts à intensité modéré par exemple.

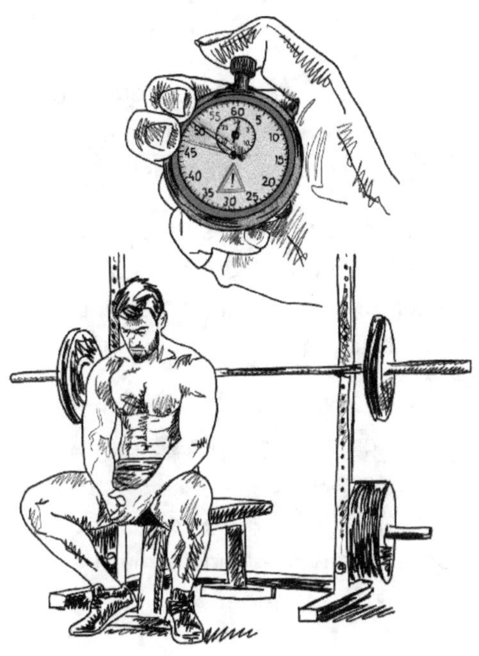

Conclusion :

Excepté certaines situations spécifiques liées au stress métabolique, les temps de repos ne sont pas primordiaux pour progresser tant qu'on cadre correctement le contexte et qu'on ne tombe pas dans l'excès selon l'effort à réaliser (pour ne pas passer 3 heures à l'entraînement par exemple). Chaque individu est différent et a besoin d'une capacité d'adaptation qui lui est propre.

13. Transpirer plus pour mieux travailler et perdre plus de gras !

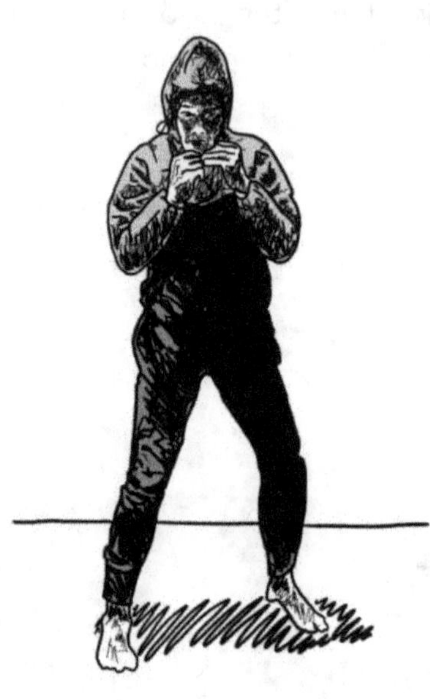

OK, on ne va pas tergiverser[21]. Ce n'est pas parce que vous transpirez plus que vous allez brûler plus de calories !

Ce n'est pas parce que vous transpirez beaucoup que vous avez mieux travaillé aussi.

La transpiration survient quand votre corps doit réguler sa température. Cela permet de refroidir la peau.

Et ça rejoint un autre point que l'on entend encore : Votre graisse ne se transforme pas en muscle. C'est physiologiquement impossible. La graisse corporelle est « brûlée » à l'intérieur du corps. Elle ne se transforme pas ou n'est pas évacuée sous forme de transpiration.

À prendre en compte :

On ne dépense pas plus de calories en transpirant mais bien en thermorégulant. Cela peut s'avérer dangereux à terme. Plus on maintient une intensité sous chaleur, plus la difficulté augmente.

---

[21] User de détours, de faux-fuyants pour éviter de donner une réponse nette, pour retarder le moment d'une décision. (Le Robert)

Conclusion :

La transpiration est une réponse biologique du corps qui permet juste au corps de se rafraîchir.

14. <u>Je vais être lent si je fais de la musculation</u>

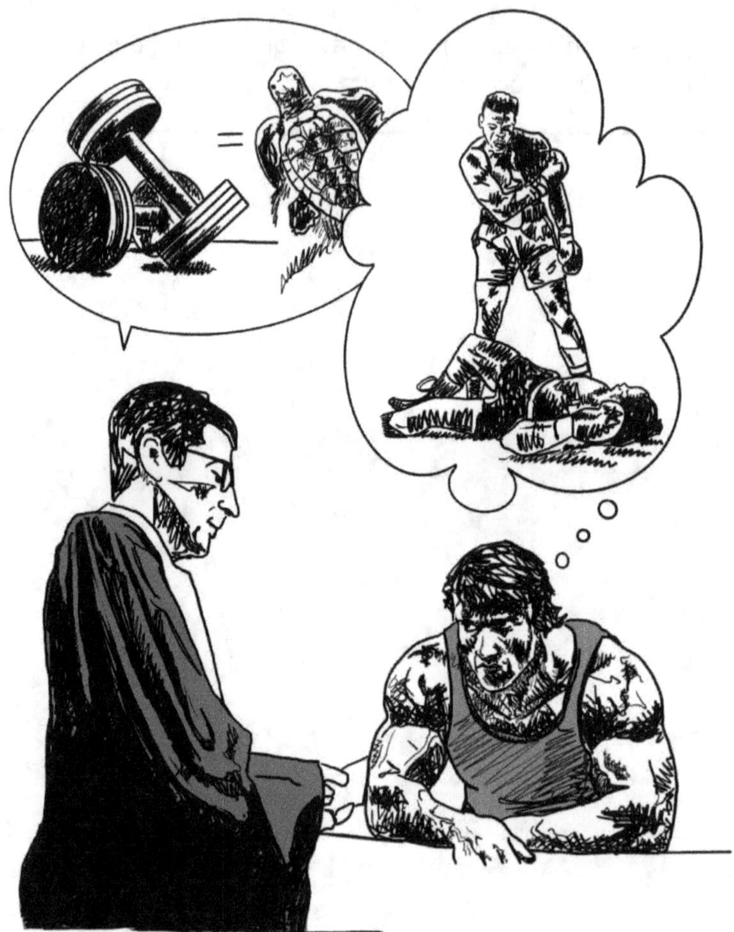

Ce cliché, je l'ai entendu plusieurs fois quand je faisais du basketball avant de me tourner vers le kettlebell sport. Et je suis persuadé que je ne suis pas le seul à l'avoir déjà entendu !

Et c'est, à tort, un argument qui revient continuellement. Que ça soit dans le monde de la course à pied ou d'autres sports liés à l'endurance.

Pourquoi c'est faux ?

Si on regarde certaines disciplines sportives, un facteur déterminant est de courir une distance en un minimum de temps. La vitesse est donc importante.

Plusieurs études (sur la course à pied) ont démontré qu'un entraînement de force a un état bénéfique pour améliorer l'économie de course[22][xiii].

Reprenons un exemple simple de True Fitness Knowledge[23] :

« Si pendant une course, votre force moyenne appliquée dans le sol est de 2000 Newtons par foulée et que votre force maximale est de 4000 Newtons, alors votre effort est à 50% de votre capacité maximale. Cependant, en améliorant votre force à 5000 Newtons grâce à un entraînement de force adapté et en gardant votre intensité initiale à 50%, votre force moyenne appliquée au sol est maintenant de 2500 Newtons par foulée. Donc, logiquement, vous avancerez plus rapidement et obtiendrez une meilleure performance via une meilleure économie de course. »

---

[22] Economie de course : se définit comme l'habileté d'un individu à se déplacer de façon efficace sur le plan énergétique (serval.unil.ch)

[23] True Fitness Knowledge est le nom attribué d'un préparateur physique de profession depuis plusieurs années. Il est diplômé d'un Master 2 (Bac+5) en Science du Sport et de la Nutrition de l'UFR STAPS de Montpellier et d'une Maîtrise (Bac+4) en Éducation Physique et Sportive à l'Université de Sherbrooke (UdeS) au Canada. Il est également réputé pour ses articles informatifs sur le sport via l'application Instagram.

Pour être totalement transparent avec vous, il s'avère que c'est un petit peu plus complexe que l'exemple repris ci-dessus. D'autres facteurs mécaniques rentrent en compte :

- La pente d'installation de la force

- La durée totale d'application de la force

Ces deux facteurs peuvent influencer la performance sans augmenter la force maximale.

Cependant, il est clair que pour améliorer sa vitesse, augmenter sa force est un des facteurs pouvant améliorer les performances sportives. Il peut donc y avoir un intérêt de réaliser un cycle de vitesse principalement après un cycle de force.

Conclusion :

Bien que cela ne soit pas uniquement l'unique facteur pour le développement de la vitesse, la musculation et l'entraînement en force sont une étape importante si vous voulez performer dans les sports d'endurance.

15.   <u>Les séries longues, ce n'est que pour l'endurance !</u>

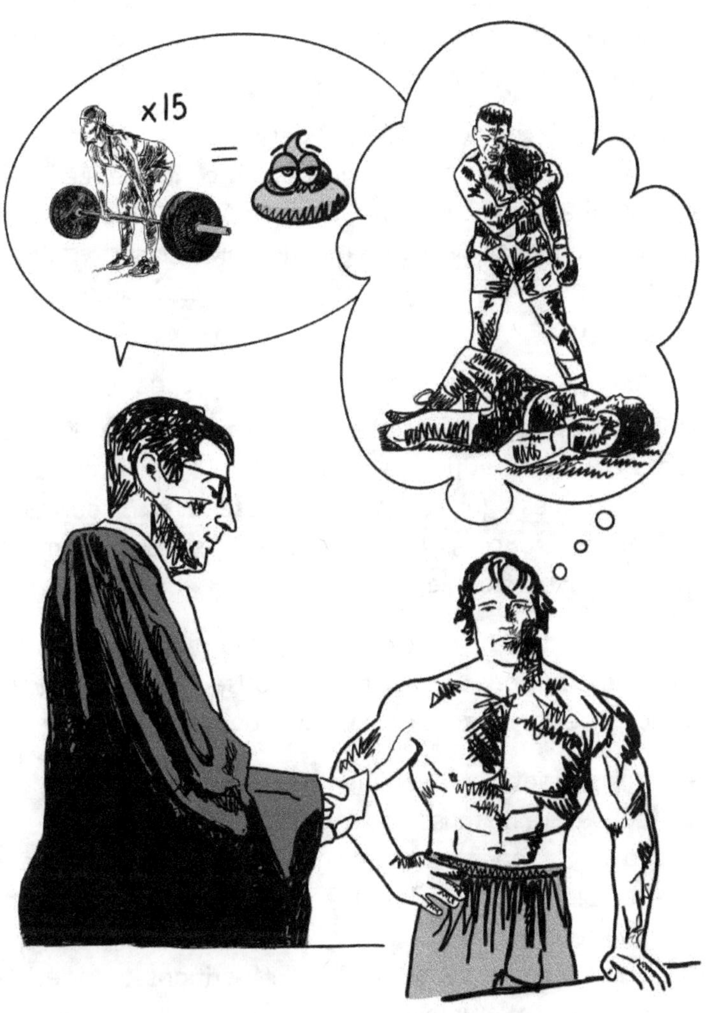

NON ! C'est en partie pour l'endurance !

Qu'est-ce qu'on considère être une série longue ? Bon, je vous avoue que c'est subjectif, tout le monde n'est pas obligé d'être d'accord mais en général, on considère qu'une série longue revient à réaliser 12 répétitions ou plus.

On a tendance à croire que réaliser des séries longues ne nous permettra pas de prendre du muscle. Au contraire, ce serait juste destiné à sécher. En effet, la faute à une théorie disant qu'en travaillant avec des séries longues, on ne solliciterait que les fibres lentes[24] qui ne sont pas destinées à « grossir de manière optimale ».

Parmi les nombreuses études réalisées sur les séries longues en musculation, une étude[xiv] réalisée en 2009 montre que les séries longues de 18-20 répétitions à 65% de la RM (4 séries) n'avaient pas de différences significatives avec des séries plus courtes de 8-10 répétitions à 80-85% de la RM (pour 4 séries également) concernant l'hypertrophie.

En plus de la recherche citée ci-dessus, d'autres recherches ont démontré des notions de base pour favoriser l'hypertrophie en lien avec les séries longues et le volume des répétitions[xv] :

- 5 répétitions et + semblent être une bonne base pour construire du muscle
- 10 à 30 séries par semaine d'un groupe musculaire semble être une bonne fourchette pour les gains musculaires
- Une fourchette de 1 à 4 répétitions de l'échec musculaire semble optimale pour construire du muscle

---

[24] Fibres lentes = Fibres de type I. Les fibres rapides = fibres de types II

-   Il est possible de construire du muscle à intensité faible (moins de 60% de la RM) comme il est possible de construire du muscle à intensité élevée (au-dessus de 60% de la RM[25]). Le plus important serait de se rapprocher de l'échec musculaire.

En dehors de ce fait-là, les séries longues peuvent représenter un réel challenge. Ce qui peut être intéressant pour certaines disciplines sportives pour tester les capacités mentales de l'athlète.

Il existe d'ailleurs un programme popularisé sous le nom de « The 20 reps Squat program » créé par Rory Patrick où l'objectif de ce programme d'entraînement est justement de maximiser vos gains et votre force en vous challengeant séance après séance sur des séries longues.

Attention cependant à utiliser les variables de l'entraînement à bon escient en regardant attentivement votre anthropométrie, votre niveau et en sélectionnant scrupuleusement les exercices.

---

[25] RM = répétition maximale.

Conclusion :

Les séries longues ne sont pas « juste pour l'endurance ». Elles favorisent la croissance musculaire et mettront votre mental à rude épreuve

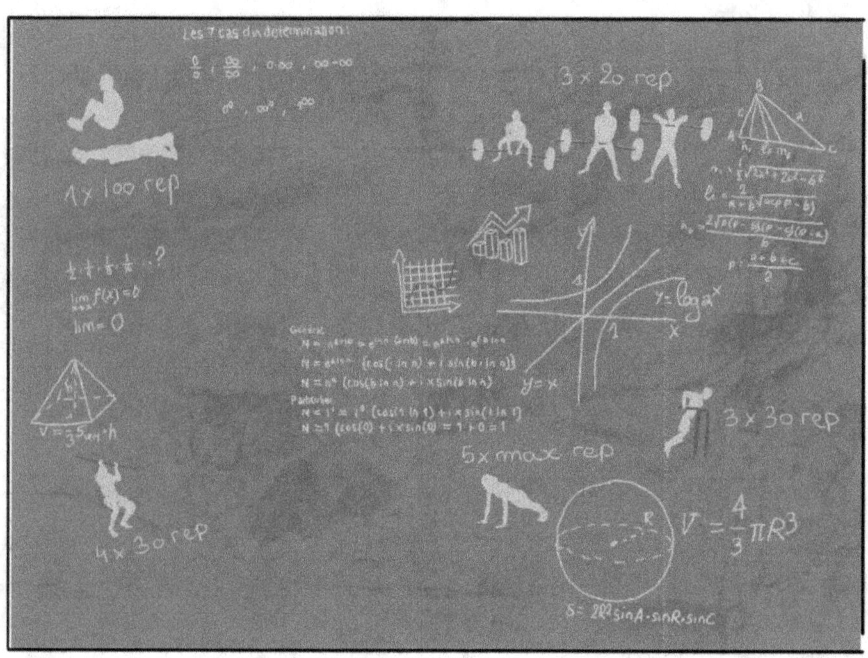

16. <u>Je cours longtemps et je ne fais que du cardio pour sécher</u>

Combien de fois je ne suis pas passé devant l'espace cardio en salle de musculation ?

Combien de fois je n'ai pas croisé les mêmes personnes, aux mêmes heures, les mêmes jours en train de réaliser la même séance de cardio avec la même intensité sur les machines ?

Et malheureusement, dans la majorité des cas, ces mêmes personnes n'ont pas eu les résultats escomptés au bout de plusieurs mois.

La faute à un manque d'informations et une croyance populaire qui dit que le cardio vous fera « sécher » rapidement.

C'est faux, et la solution se résume en deux facteurs :

- Intensité

- Temps

Tout d'abord, il faut comprendre que la perte de poids est liée au déficit calorique. Cela passe par une diminution de l'apport calorique (l'alimentation) ou une amélioration de la dépense énergétique.

Ensuite, le « cardio » est un outil mais n'est pas obligatoire pour la perte de poids (il reste quand même un atout majeur pour la santé, il est important de le préciser). Cependant, si vous désirez perdre du poids en utilisant ce type d'outil pour atteindre vos objectifs, il faut comprendre que la dépense énergétique est dépendante de l'intensité par unité de temps.

Une mention spéciale sur le H.I.I.T. :

Selon une étude publiée en 2011, le HIIT (High Intensity Interval training) s'est révélé beaucoup plus intéressant pour perdre du gras que les séances longues de cardio à faible intensité. En effet, cette étude a pu observer une diminution non négligeable de la perte de gras abdominale et sous cutanée après 15 semaines d'entraînement en comparant des sujets pratiquants du HIIT et des pratiquants de cardio à intensité faible. [xvi]

Les raisons étant que l'intensité que l'on met dans l'entraînement apporte des améliorations sur plusieurs aspects physiologiques (libération d'hormones, amélioration de la tension artérielle, le corps continue de brûler des graisses 48h après l'entraînement …).

Il existe plusieurs méthodes de HIIT possibles comme les TABATAS (réputé dans le CrossFit), les sprints, les circuits training etc... Cela consiste principalement à alterner un/des exercice(s) avec une intensité élevée ou maximale et des temps de repos déterminés.

On aurait tendance à préconiser de plus en plus le HIIT en prévention de l'obésité.

Prenons en compte ici qu'il ne s'agit que d'une étude et que je dois apporter plusieurs précisions. Tout d'abord, rien n'a changé par rapport aux écrits ci-dessus. Le déficit calorique reste la base pour la perte de poids.

Ensuite, le H.I.I.T. débute à 90% de la VO2 max[26]. Nous sommes donc bien loin des tendances commerciales nous laissant présumer le contraire avec des circuits trainings « tout

---

[26] VO2max : capacité maximale d'oxygène.

sourire ». Ce type d'effort n'est pas conseillé pour les débutants.

Enfin, la perte de gras post-entraînement (en lien avec les réponses physiologiques) n'est pas magique[xvii]. On parle en moyenne entre 30 et 70 calories perdues[xviii]. Il pourrait y avoir un intérêt si on parle d'effet cumulé mais ça s'évalue avec les contextes externes autour de la personne encadrée (exemple : capacité de récupération).

Conclusion :

Le HIIT (High Intensity Interval Training) et les exercices d'endurance de faible intensité ne sont que des outils pour favoriser la perte de poids. L'élément le plus important reste le déficit calorique. Travailler son « cardio » est non-négligeable pour la santé. Il contribue notamment à la longévité.

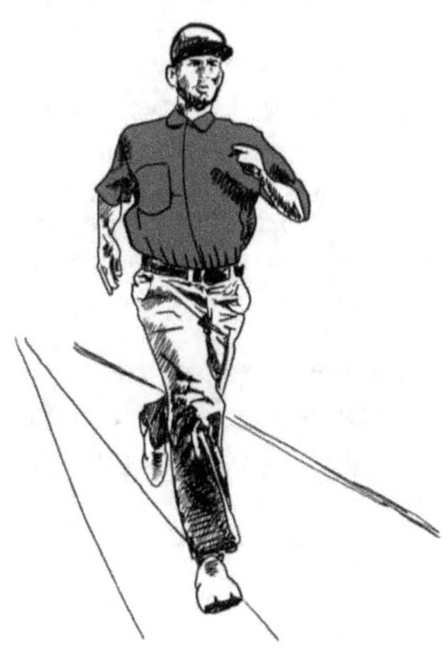

17.   <u>Je veux un changement en 3 à 4 semaines max !</u>

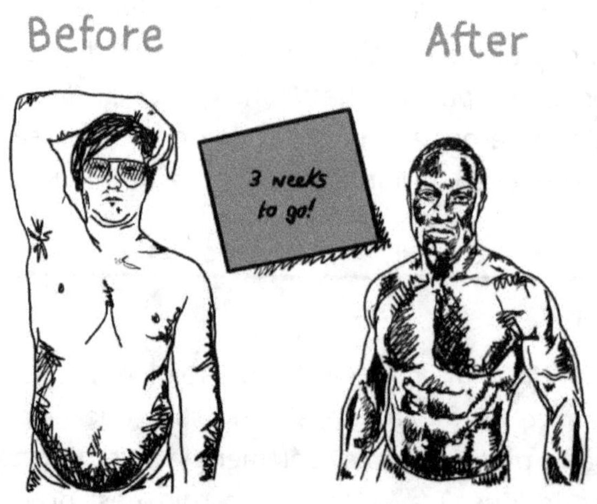

« Combien de temps avant les premiers résultats ? »

« Je pars en vacances bientôt, j'ai 4 semaines pour changer »

À mon avis, chaque coach a déjà entendu au moins une fois ça dans sa vie ! Et je pense qu'un bon coach qui tombe face à un client ou une cliente lui posant la question devrait simplement répondre « ça dépend ».

Surtout dans le cas où on ne connaît pas la personne qui nous questionne pour des objectifs qu'elle aimerait voir apparaître.

Chaque personne est différente. C'est indéniable. Parmi les facteurs[27] qui vont engendrer des résultats peut-être plus rapides que d'autres on retrouve :

---

[27] Les facteurs principaux sont cités mais il en existe évidemment d'autres tels que les pathologies et antécédents médicaux par exemple.

- Le potentiel génétique

- Le style de vie (sédentarité ou non)

- La fréquence d'entraînement

- Le « régime » alimentaire

Et j'en passe ! C'est d'ailleurs pour ça que certains abandonnent après quelques semaines. Car ils s'imaginent des résultats en se projetant trop rapidement.

Est-ce que vous gagnez le même salaire avec 0 ou 5 ans d'expérience ?

Est-ce que vous étiez la même personne il y a 10 ans ?

Et bien avec le sport, c'est pareil ! Il faut s'armer de patience et de persévérance pour atteindre ses objectifs. Il faut avoir une vision à long terme et se féliciter de chaque petit objectif qui vous pousse à atteindre votre vision.

Conclusion :

Chaque personne est différente. Soyez patient pour atteindre votre objectif et croyez-en vous.

18.   <u>La musculation me rend raide</u>

C'est un argument que j'entends moins (ce qui est une bonne chose), mais je l'entends encore !

Il est important de savoir que c'est un mythe ! Au contraire, la musculation et la souplesse ne sont pas incompatibles.

Une revue de la littérature sur le travail excentrique (l'une des phases de travail que l'on peut retrouver sur un mouvement) montrerait un gain de souplesse[xix]

De plus, lors des mouvements en amplitude complète, vous mobilisez vos muscles, vos articulations et vos tendons de manière répétitive. Le fait d'ajouter un poids pour effectuer l'exercice engendre un mouvement plus ample.

Bien que l'ajout de charges soit parfois controversé chez certains coachs car cela ne reflète pas une « manière naturelle » d'améliorer le mouvement, la recherche a confirmé qu'il y avait des améliorations similaires entre des pratiquants en bonne santé réalisant des exercices à amplitude complète et des pratiquants réalisant des étirements statiques[xx].

En revanche, le conseil à donner serait de prendre en compte l'adhésion de la personne encadrée. Cela ne signifie pas que tout le monde doit désormais utiliser une méthode avec charges additionnelles pour améliorer sa souplesse. Cela signifie juste que c'est une méthode qui peut convenir pour certaines personnes souhaitant obtenir des gains de souplesse.

Conclusion :

Effectuer des mouvements en amplitude complète en musculation peut améliorer la souplesse.

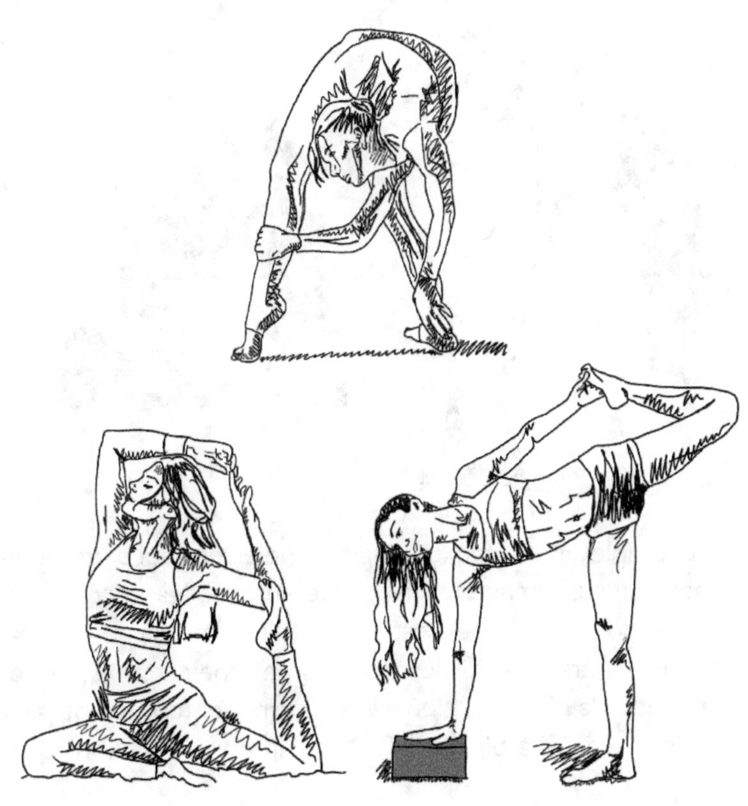

55

19. <u>Tu dois t'entraîner tous les jours si tu veux progresser</u>

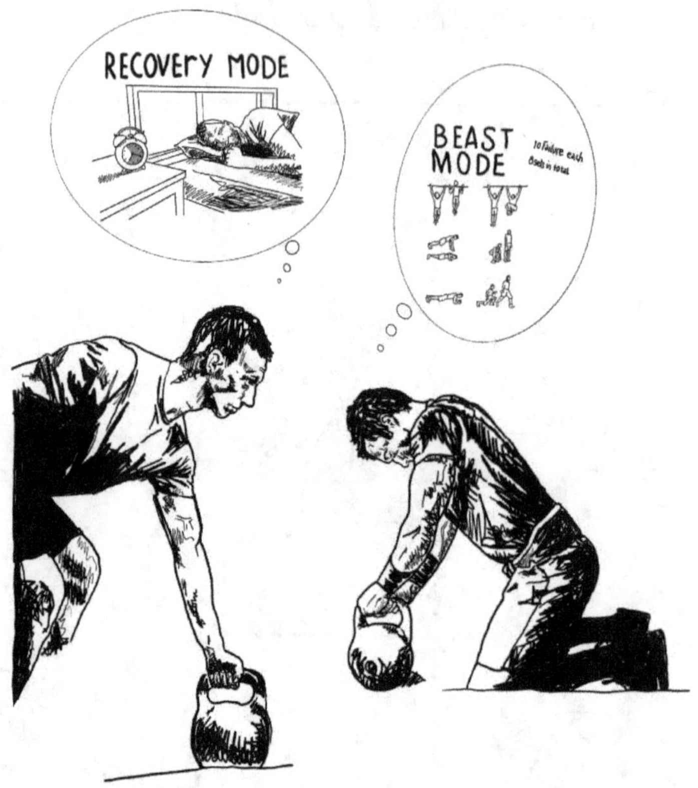

C'est complètement faux. Il s'agit d'une erreur qui peut même mener au surmenage et à la blessure si les facteurs de récupération ne sont pas respectés. A l'inverse, ça ne veut pas dire que s'entraîner tous les jours durant une certaine période va amener à la blessure. L'envie de s'entraîner tous les jours est parfois due à de la bigorexie[28]. D'où l'importance d'introduire

---

[28] La bigorexie est une dépendance à l'activité physique qui concerne les personnes devenues dépendantes par suite d'une pratique excessive du sport. (Def. Wik.)

des phases de « deload » (période de diminution de l'intensité et/ou du volume d'entraînement pour favoriser la récupération) dans vos programmes d'entraînement.

Cependant, bien que la citation « Mieux vaut faire un peu que pas du tout » dans le cadre sportif prend son sens, il sera très difficile d'atteindre des résultats notables à long terme en s'entraînant moins de trois fois par semaine sans régularité si vous êtes déjà un sportif avec un minimum d'expérience.

En effet, la recherche scientifique a permis de constater que s'entraîner une à deux fois par semaine n'était pas suffisant pour continuer à progresser. Trois entraînements par semaine, en revanche, oui.[xxi]

Conclusion :

S'entraîner tous les jours n'est pas la solution ultime si vous désirez progresser (bien que cela soit possible sur une période). Si vous voulez continuer à progresser dans le temps, votre fréquence doit être de minimum trois fois par semaine tout en étant régulière. En dessous de cette fréquence, vous stagnerez (à long terme).

20. <u>Je ne serai jamais bon là-dedans car ma morphologie ne me le permet pas.</u>

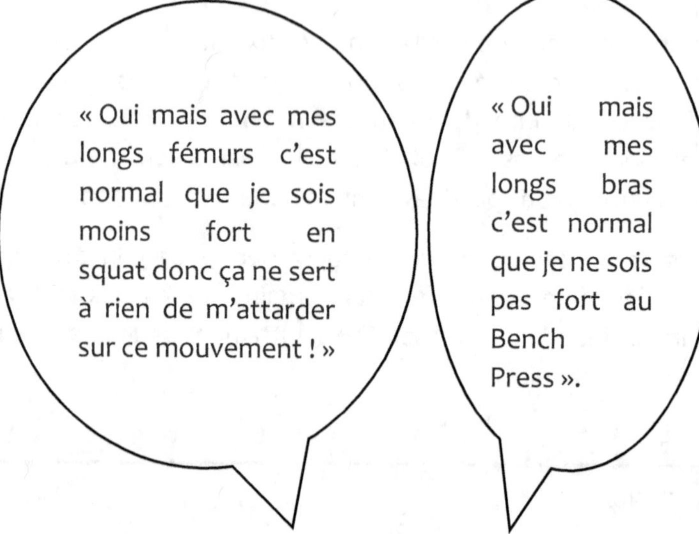

Cela peut prêter à confusion. Il est donc important d'énumérer le fond de cette pensée :

Oui, clairement, la morphologie influence la performance sportive. Il serait même judicieux de parler d'« anthropométrie [29] » plutôt que de morphologie seule et de l'analyse que l'on peut en tirer (il est trop réductionniste de se concentrer uniquement sur les bras de levier). Ensuite, il s'agit de savoir quel est le lien de l'anthropométrie avec l'objectif visé (Développement de la force maximale sur un mouvement spécifique ? Croissance musculaire ?) ; Parmi les différentes recherches réalisées, plusieurs articles intéressants traitent du sujet.

---

[29] L'anthropométrie étant une technique de mensuration du corps humain et de ses différentes parties. Dans un autre registre, on peut parfois entendre le terme morpho-anatomie (terme vulgarisé).

Une étude[xxii] aurait démontré la relation entre la morphologie et les performances en Back squat, Bench Press (Développé Couché) et Deadlift (Soulevé De Terre). Voici les facteurs que l'on tire de cette recherche :

- Avoir un tronc plus épais permettrait d'avoir de meilleures performances dans les trois mouvements de powerlifting (Squat, Bench et Deadlift).

- Plus la taille des tibias est petite, plus cela représente un avantage pour le Squat et le Bench Press. Ce qui est surprenant, c'est que de longs fémurs ne semblent pas être un problème pour performer dans ces mouvements.

Cela fait réfléchir sur l'influence de la morphologie et la croyance populaire des longs fémurs sur le squat. Poursuivons la réflexion un petit peu plus loin…

Une autre recherche[xxiii] a eu pour objectif d'évaluer à quel point la mobilité de cheville et les ratios de longueur de la poitrine, des jambes et des mollets sont responsables de l'inclinaison du buste au Back Squat barre haute avec des athlètes entraînés. La conclusion de la recherche était intéressante puisqu'elle expliquait que pour éviter d'être trop incliné vers l'avant au squat, il était important de travailler sa mobilité de cheville. Quant à la théorie des longs fémurs, il semblerait que pour deux personnes de même gabarit, celle qui a une mobilité de cheville moins développée ne fût-ce que de 10° aurait une même inclinaison de buste en comparaison avec une personne ayant des fémurs 5cm plus longs qu'elle.[xxiv]

C'est tout ? Bien sûr que non !

Ce n'est peut-être pas votre cas (et c'est tant mieux !) Mais ce n'est pas la première fois que l'on entend que le développé couché est à proscrire en amplitude complète dans le cas où on a une cage thoracique plate et des bras longs sinon on risquerait de se blesser.

Dans le cas du développement de la force maximale sur ce mouvement, il est vrai qu'avoir une grosse cage thoracique et des bras courts semble être un avantage considérable. En revanche, dans l'optique de gains musculaires, réduire l'amplitude ne semble pas être la meilleure solution. Au contraire, une amplitude plus grande conduit à davantage de gains musculaires[xxv]. Concernant les blessures, la progressivité reste la base fondamentale pour l'adaptation des différentes structures du corps. Si celle-ci est respectée, alors il ne devrait pas y avoir de problèmes !

Allez, encore une autre ! Lors d'une épreuve des CrossFit Games 2020 (30 athlètes de haut niveau), une analyse a été réalisée sur l'épreuve 1000m rameur « for time »[30]. Cette analyse avait pour but de répondre à des questions et parmi celles-ci, une a retenu mon attention :

« Est-ce que les athlètes de grandes tailles ont les meilleurs scores ? »

Il est important de préciser que le but de l'analyse était de se poser la question sur la pertinence des associations morpho-anatomie/performance concernant des athlètes CrossFit de haut niveau. Il semblerait que les résultats ne montrent qu'une corrélation moyenne entre la taille des athlètes féminines et les performances. Pour les hommes, il semble juste avoir une corrélation moyenne.[xxvi]

Bien que la science ne soit pas une opinion, il est important de ne pas tirer de conclusion hâtive mais de voir ces recherches comme « une indication ». Cela permet au moins d'avoir un plus

---

[30] For time signifie « le plus rapidement possible »

haut niveau de preuves que de la pure spéculation. En tant que compétiteur international, j'ai la chance de pouvoir échanger avec des préparateurs physiques et d'autres compétiteurs de différents horizons.

L'envie de traiter de ce sujet avec vous est survenue suite à un échange avec le recordman de France de Bench Press Baptiste Marchais (connu également sous le nom de Bench&Cigars sur les réseaux sociaux) où on discutait de l'influence de la longueur des segments anatomiques pour les disciplines liées au domaine de la force. C'est suite à cela que je me suis posé plusieurs questions et que j'ai ensuite élaboré des recherches pour trouver des réponses à celles-ci. Il m'est arrivé également d'entendre « c'est bien beau la théorie mais rien ne vaut le terrain ». Certes. Alors à mon tour de poser les questions par rapport aux arguments « je ne serai jamais bon là-dedans à cause de mes longs segments » sans basculer dans les extrêmes (il serait absurde de comparer une personne atteinte de nanisme à Usain Bolt en athlétisme par exemple) :

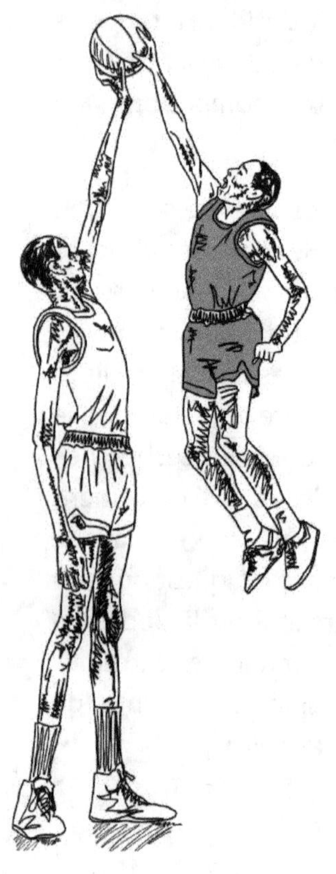

Est-ce que cet argument a empêché Redon Manushi de battre le record de France en Snatch (haltérophilie) malgré ses longs bras ?

Est-ce que cet argument a empêché Muggsy Bogues de devenir un joueur reconnu en NBA malgré sa petite taille ?

Est-ce que cet argument a empêché Julius Maddox de devenir le recordman mondial de Bench Press malgré ses longs bras ?

Est-ce que cet argument a empêché Nate Robinson de devenir multiple champion du Slam Dunk Contest en NBA malgré sa petite taille ?

Si on avait dirigé ces athlètes vers une discipline « plus adéquate » lors de leur naissance en lien avec leur anthropométrie, on serait sans doute passé à côté de quelque chose d'incroyable vous ne pensez pas ?

Il y a encore des exemples à donner, ce ne sont pas les seuls !

L'argument « Je ne serai jamais bon là-dedans car ma morpho-anatomie ne me le permet pas » prend en compte un seul facteur :

La longueur des segments osseux.

Le problème, c'est que d'autres facteurs sont complètement délaissés sans définir un objectif clair tels que :

- L'adaptation

- La technique

- La densité musculaire

- L'utilisation de l'énergie élastique…

Vous ne voyez pas où je veux en venir malgré les explications des recherches scientifiques ci-dessus ? Laissez-moi vous donner un exemple :

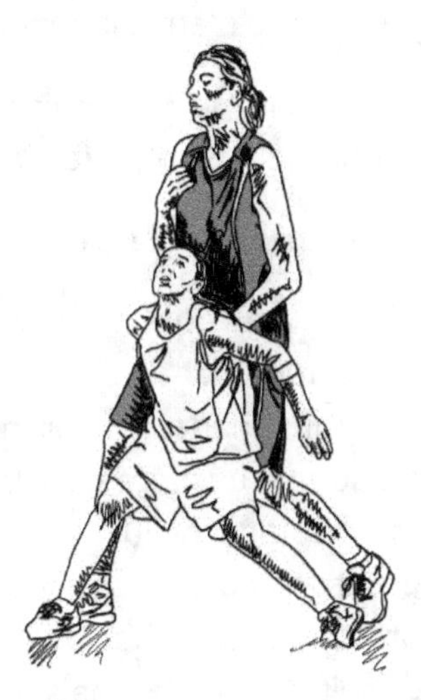

Partons du principe que deux individus veulent faire de la compétition de Bench Press (Développé Couché).

L'individu A mesure 1m91 avec une envergure de 2 mètres et une densité musculaire de 100kg (c'est ce qu'on appelle « avoir du coffre » ou un gros tronc)

L'individu B, quant à lui, mesure 1m91 avec une envergure de 1m96 et une densité musculaire de 85kg.[31]

En dehors des facteurs externes (souvent non-contrôlables pour un coach dans son encadrement) tels que le sommeil, les

---

[31] Les exemples cités sont simplifiés au maximum pour la compréhension du plus large public. Evidemment d'autres facteurs pourraient être inclus tels que les facteurs structuraux et nerveux, les notions de spécificité au mouvement, le passé sportif, …

pathologies éventuelles, la nutrition, etc. Partons du principe que les deux personnes s'entraînent à la même fréquence avec le même objectif : performer sur un seul et unique mouvement, le Bench Press.

Pensez-vous encore que l'individu A sera perdant simplement dû au fait qu'il a de plus grands segments ? Probablement pas. Cela a d'ailleurs été indiqué ci-dessus.

Peut-être avez-vous déjà entendu en tant que coach ou partenaire d'entraînement :

« Oui mais moi je ne fais pas de compétitions. Je veux juste me sentir bien. En plus, je n'aime pas ce mouvement ».

Aucun problème ! C'est respectable !

C'est pourquoi je mentionne également le facteur d'adaptation. Il faut s'adapter en tant que coach ou accompagnant en prenant en compte l'adhésion de la personne encadrée. Si la personne encadrée estime que sa morphologie ne lui permet pas d'optimiser le recrutement d'un groupe musculaire par rapport à l'exercice qui a été programmé, sachez que le mouvement peut être adapté ! Que ça soit par une inclinaison, une adaptation du matériel, …

Des exemples ?

Le Bench Press n'est pas optimal selon lui pour le recrutement de ses pectoraux dû à ses longs bras ? Le Développé Décliné peut être une solution.

Le Front Squat ne lui permet pas de recruter correctement ses quadriceps et il s'incline trop vers l'avant ou sa mobilité de la chaîne scapulaire n'est pas optimale ? Vous pouvez tester le

Zercher Squat qui peut être très intéressant pour le recrutement des quadriceps tout en gardant le dos plus droit.[32]

Bref, il y en a pour tous les goûts !

Comme disait Redon Manushi :

« En haltérophilie, j'ai toujours été limité par mon physique mais je n'ai jamais voulu écouter les personnes qui m'ont dit que je n'étais peut-être pas fait pour ça. Mon acharnement à l'entraînement m'a permis d'optimiser au maximum mes faibles moyens physiques. La morphologie et les qualités physiques sont importantes mais ce ne sont que deux facteurs parmi tant d'autres ».

Conclusion :

Bien que l'on suppose que l'anthropométrie soit importante et qu'elle influence la performance sportive, celle-ci ne doit pas vous freiner dans votre progression. Il s'agit d'un seul facteur de performance parmi tant d'autres. L'important est de trouver des solutions à l'optimisation et/ou l'adaptation des leviers.

---

[32] Zercher Squat : J'ai d'ailleurs sorti une vidéo youtube sur la chaîne « MindFit BXL » à ce sujet qui vous explique les nombreux bénéfices de ce mouvement.

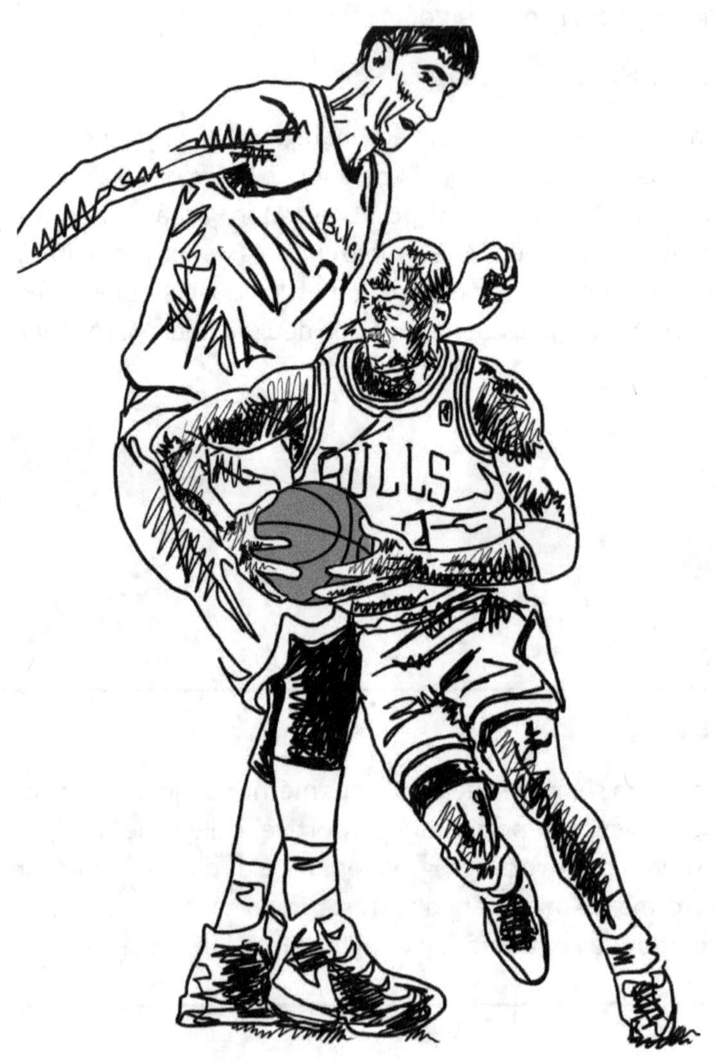
BULLS

21. <u>Je manque de stabilité</u>

Je l'ai déjà dit à plusieurs reprises lorsque je rate un exercice et je me surprends encore moi-même à le sortir de temps en temps quand je m'entraîne ou lorsque j'entraîne un client.

C'est quoi la stabilité ?

Si on se réfère à la définition du dictionnaire, cela signifie :

« Caractère de ce qui tend à demeurer dans le même état. »

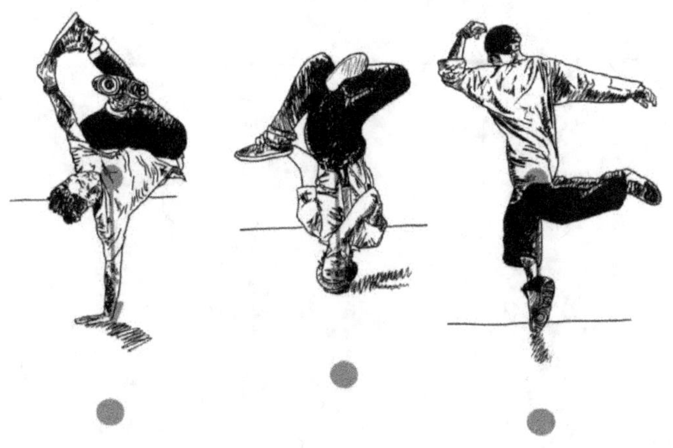

Mais le fait de rater un mouvement est-il dû à la stabilité ?

Est-ce le manque de stabilité qui amène l'échec lors d'un mouvement ?

Eh bien, comme le dit Oliver Bolliet[33], le concept de stabilité, en soi, n'existe pas. Si on manque un mouvement, que l'on perd

---

[33] Olivier Bolliet est Préparateur Physique d'athlètes professionnels (Jeux Olympiques, Championnat du monde et championnat d'Europe). Il est également co-auteur avec Aurélien Broussal-Derval du livre « La préparation physique moderne ».

l'équilibre, cela sera principalement dû à un manque d'amplitudes articulaires et/ou de force.

 Bien évidemment, cela est valable sauf pathologie spécifique éventuelle.

Conclusion :

Rater/Manquer un mouvement est corrélé directement à un manque d'amplitude articulaire et/ou de force.

22. <u>Faire de la musculation et/ou de l'haltérophilie est dangereux et détruit la croissance (chez les jeunes)</u>

C'est une croyance qui revient encore régulièrement, et pourtant ![xxvii]

On entend encore :

« C'est mauvais pour les articulations »

« Ça empêche de grandir »

« Ça détruit la croissance »

« C'est dangereux et sans intérêt ! »

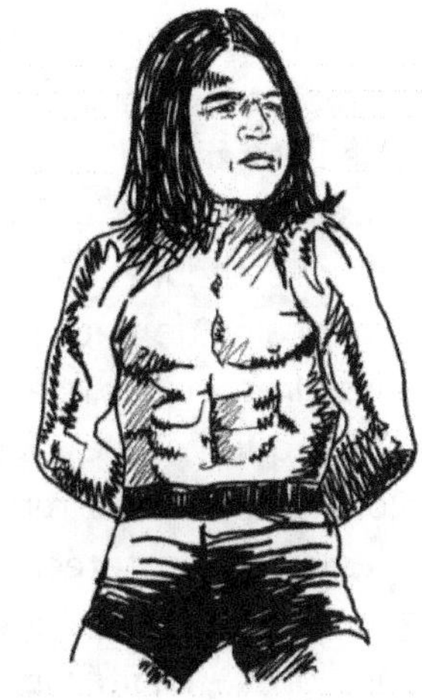

Ah bon ?

Combien de fois n'ai-je pas entendu ce genre d'arguments… Et pourtant !

La pratique de la musculation est définie comme un ensemble d'exercices physiques visant le développement des muscles squelettiques, afin d'acquérir plus de force, d'endurance, de puissance, d'explosivité ou du volume musculaire.

M'étant déjà attardé sur le sujet, et plus particulièrement sur le développement du jeune à travers l'haltérophilie[xxviii], voici ce qui en découle :

1) Aucun sport n'a d'influence négative sur la croissance d'un enfant. Au contraire, l'haltérophilie pourrait favoriser la croissance : Faigenbaum[xxix] a rapporté que les adolescents haltérophiles élites qui s'entraînent régulièrement avec des charges lourdes ont un niveau de densité minérale osseuse bien supérieur à la moyenne, car les forces musculaires qui agissent

sur les os pour réaliser le mouvement voulu peuvent être un stimulus de la formation des os (l'ostéogenèse).

2) D'après plusieurs études, le taux de blessures en haltérophilie est moindre comparativement à celui rencontré dans d'autres sports (rugby, football, basket, tennis, …)

Plusieurs études scientifiques étudiant les blessures dans différentes disciplines sportives permettent d'ailleurs de dire que l'haltérophilie est une pratique sûre, peu pourvoyeuse de blessures. D'ailleurs, une étude publiée en 1999 par une équipe de chercheurs américains, réalisée sur des haltérophiles américains de haut niveau (suivi de 6 ans) révèle un taux de blessures de 3,3 blessures / 1000 heures d'entraînement. À noter que l'étude a également pris en compte les temps de compétition. Le temps d'arrêt d'entraînement après les blessures constatées était le plus fréquemment inférieur à 1 jour (pour 90,6% des blessures). Il apparaît ainsi que les blessures en haltérophilie sont peu sévères.

À titre de comparaison, des disciplines comme celles du ski révèlent jusqu'à des taux de 167 blessures/1000 courses. Pour le football, il a été relevé des taux de 2,5 à 5,6 blessures/1000 heures d'entraînement… Et ce, que pour les blessures aux ischio-jambiers. Pire encore, elles occasionnaient des absences à l'entraînement allant bien au-delà d'1 mois ! Des taux allant jusqu'à 25,6 /1000 h en football ont été relatés ! Et pourtant on entend beaucoup plus spontanément sortir de la bouche des gens « Mais l'haltérophilie c'est un sport dangereux ».

3) Contrairement aux idées reçues, le renforcement des muscles du dos et du tronc que permet l'haltérophilie prévient des blessures et diminue le mal de dos chronique.

4) Concernant la croissance, il est évident que dans les petites catégories (-56kg, -62 kg chez les hommes par exemple), la taille est un facteur de performance. En effet, des physiques

moins denses, c'est-à-dire plus grand pour un même poids ne pourraient pas s'exprimer car ne disposeraient pas d'un support musculaire suffisant. Cependant les catégories les plus élevées permettent à des athlètes plus grands de pouvoir s'exprimer. (Dimitry Klokov, 1m83... Ça vous dit quelque chose ?)

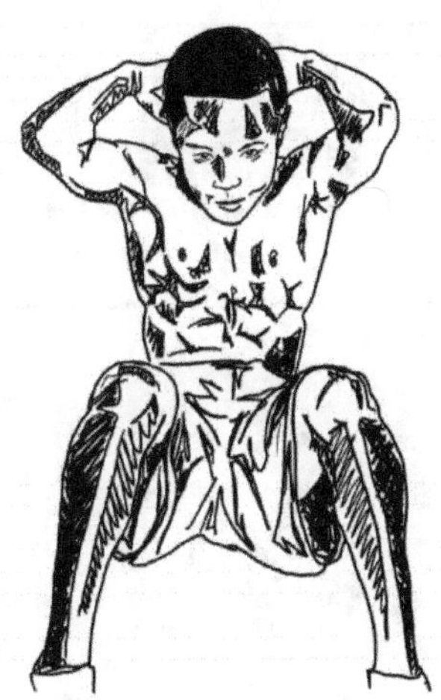

Mais alors, en quoi l'haltérophilie (et la musculation) est bénéfique pour les enfants ?

- Elle fait travailler toutes les articulations et renforce quasiment tous les muscles

- Un apprentissage bien mené constitue un acte de prévention contre les lombalgies chroniques (Dr Renault)

- L'haltérophilie et la pratique gestuelle à charges légères contribuent au développement de la motricité générale de l'enfant (Renault)

- L'haltérophilie développe la force, la vitesse, la coordination et la souplesse

- L'haltérophilie peut être réalisée autant pour les hommes que les femmes. Les règles sont adaptées en fonction du sexe (ex : poids de la barre, catégories de poids, …)

La période la plus efficace pour le développement des qualités de force et de vitesse commence à partir de la mi-puberté. La situation hormonale y est alors à son maximum.

> Conclusion : La musculation et l'haltérophilie n'ont pas d'influences négatives sur la croissance d'un enfant. Au contraire, elles apportent certains bénéfices (si c'est bien encadré)

23. <u>Je suis trop vieux pour me muscler</u>

Bon, on ne va pas mentir et donner de faux espoirs pour les personnes qui souhaitent commencer et qui ont passé les 40 ans.

Cependant !

Certaines personnes continuent à croire qu'il est trop tard pour se développer musculairement à cause de la diminution hormonale de l'organisme.

Même s'il est plus difficile de construire du muscle passé les 25/26 ans, Il est tout à fait possible de se développer musculairement. Certes, Plus le corps vieillit, plus nous récupérons difficilement. Plus nous vieillissons, plus le potentiel de croissance diminue.

Mais comme expliqué dans l'article 19, pour un début en musculation, il est tout à fait possible d'obtenir des gains musculaires lorsque l'on est débutant, et ce, même avec une fréquence faible de deux fois par semaine. Cependant, à partir d'un certain moment et peu importe l'âge, il faudra passer à un minimum de trois fois par semaine et maintenir une régularité si vous désirez éviter la stagnation.

Bref, tout est encore possible !

Conclusion :

L'âge est juste un chiffre, vous pouvez progresser. Il n'y a pas d'âge pour commencer la musculation.

Et pendant ce temps là ...

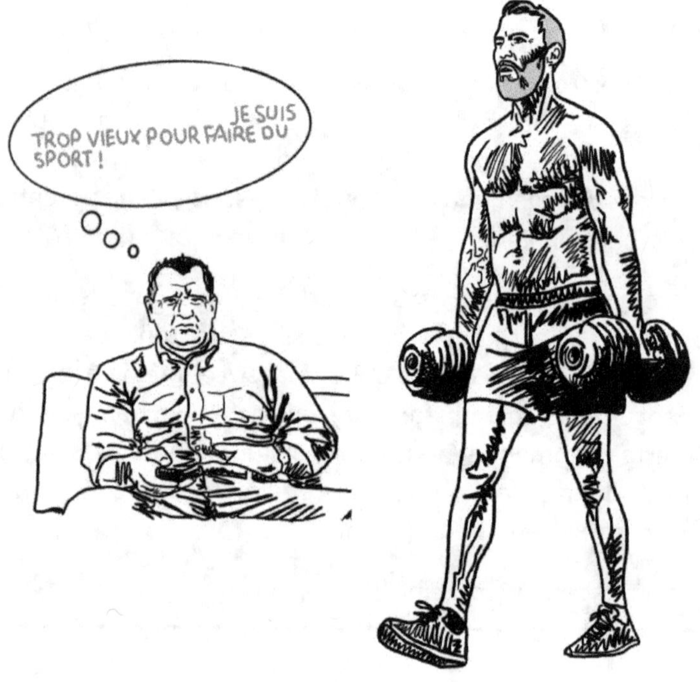

24. <u>Les tractions CROSSFIT ça ne sert à rien, autant faire des tractions strictes</u>

Les tractions « CrossFit », appelée également « Butterfly Pull Ups » (il existe le terme de Kipping Pull Ups ou encore Muscle Up où les bases du mouvement sont semblables mais on y retrouve certaines différences) sont souvent controversées et comparées aux tractions traditionnelles, plus communément appelées sous le nom de « Tractions Strictes OU Strict Pull Up ».

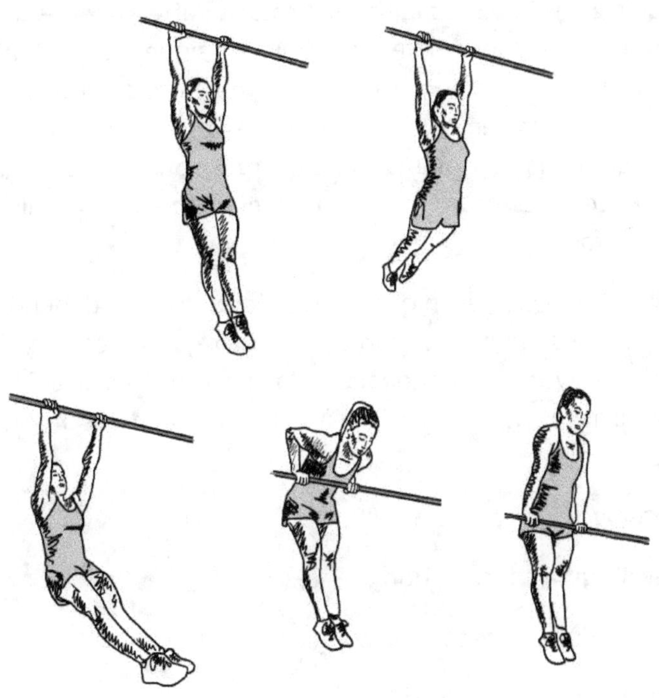

La principale différence avec une traction traditionnelle (Traction Stricte – retrouvée principalement dans les secteurs de Fitness & Bodybuilding[34]) est le fait que l'on va utiliser / créer des prises d'élan (Momentum) pour réduire l'effort musculaire au bénéfice de l'énergie élastique et de l'énergie cinétique grâce à un délestage des membres inférieurs. Ceci a l'avantage de permettre d'en faire plus et / ou plus vite.

Pourquoi cela ?

N'oubliez pas l'objectif initial du CrossFit : effectuer des tâches dans le but d'acquérir la condition physique permettant de travailler à un certain taux d'intensité (parfois avec un haut volume d'entraînement) mais aussi des techniques gestuelles pour réduire la consommation d'énergie pour ne pas se griller en 30 secondes et au final ne plus être apte à poursuivre le travail à faire.

Ainsi, grâce à ces techniques, vous réduisez votre dépendance aux muscles du tronc (force nécessaire). Par contre, vous accentuez votre dépendance à la mobilité des 2 ceintures (scapulaire et bassin) ainsi qu'à votre niveau de coordination (haut / bas).

En bref, voici les effets des "Butterfly Pull Ups"

- Travail sur la coordination

- Travail sur l'élasticité de la colonne

- Travail sur la souplesse

- Travail sur la mobilité de la ceinture scapulaire et du bassin

---

[34] On retrouve les Tractions Strictes également dans les disciplines du street workout comme le set&reps ou le street lifting

- Travail sur l'explosivité

- Travail sur la condition physique (endurance)

- Travail sur la vitesse

Pour rappel, le CrossFit et le bodybuilding sont 2 disciplines différentes et incomparables.

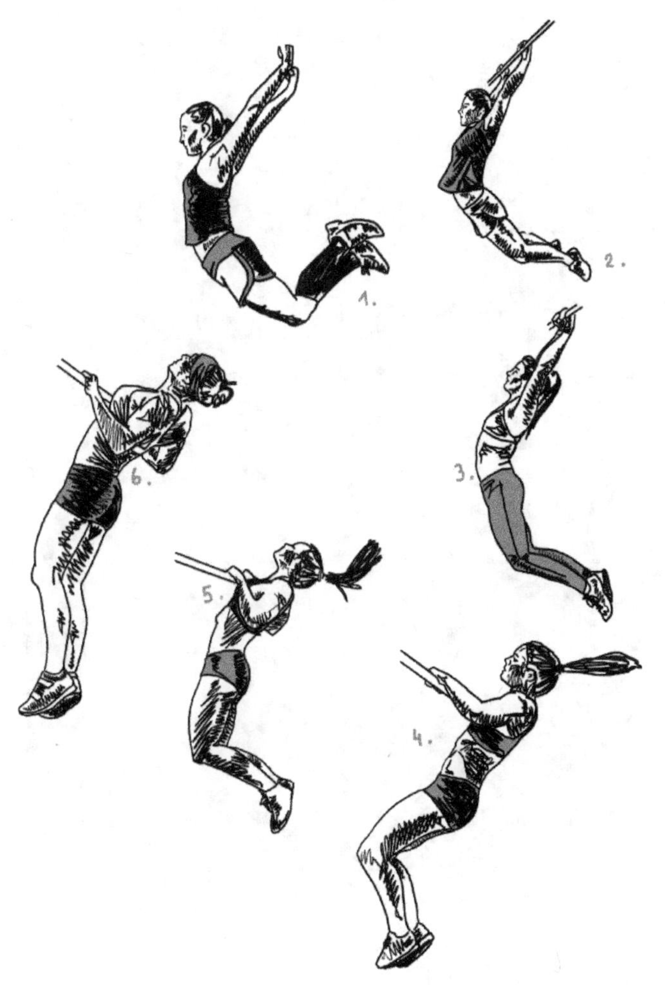

Conclusion :

Les Tractions retrouvées dans le monde du CrossFit ne sont pas inutiles. Tout est question d'objectif.

25. <u>Le but n'est pas d'être fort dans un domaine mais d'être fort partout</u>

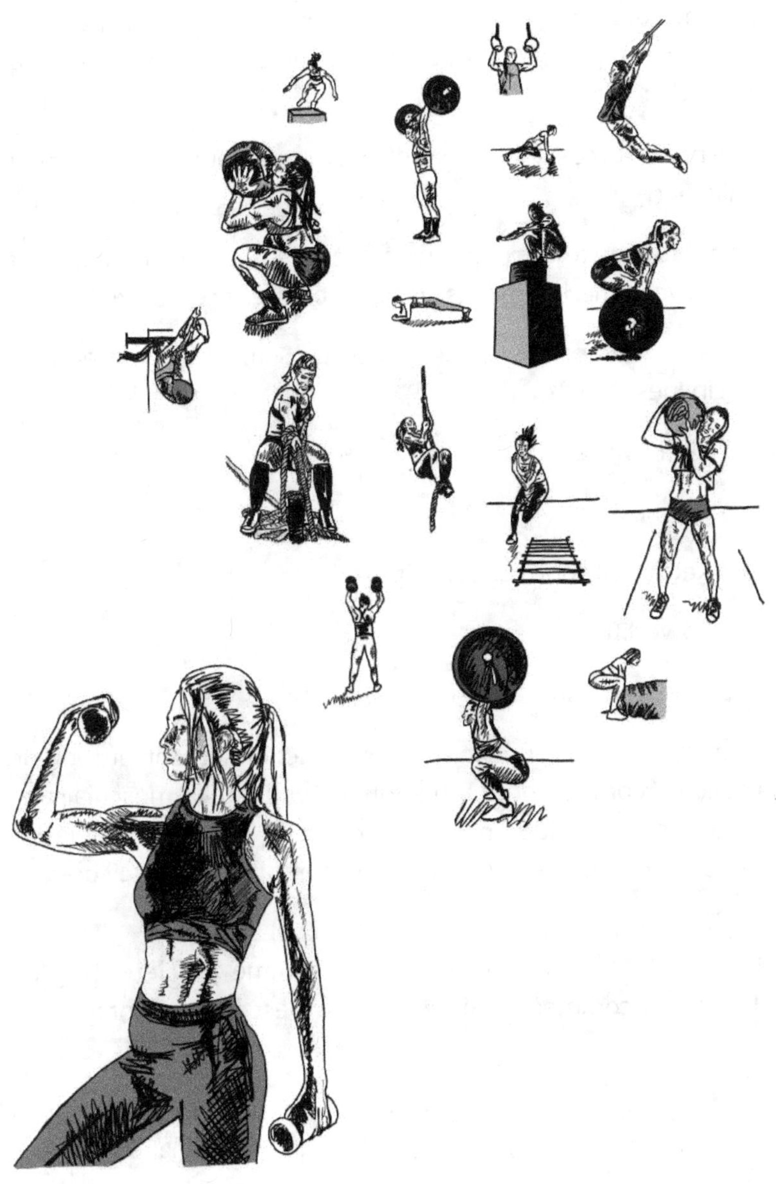

Sans aucun doute la phrase que je retrouve le plus souvent sur les réseaux sociaux concernant le CrossFit !

Mmmmh comment dire ?

Le meilleur moyen pour contrebalancer ce propos est d'énoncer une citation qui me reste en tête depuis que je l'ai entendu :

« Le but du CrossFit n'est pas d'être fort partout mais d'échouer nulle part »

Cela remet déjà « les pendules à l'heure ». Bien, maintenant que nous avons mis les choses au clair, comment cela s'explique ?

Nous le savons, le CrossFit est un « mix » de différentes disciplines :

- L'haltérophilie

- La gymnastique

- Le Kettlebell sport/Girevoy Sport

- Le Powerlifting

- Les sports d'endurance

Sachant que le CrossFit axe son fonctionnement autour de plusieurs compétences athlétiques : endurance musculaire et respiratoire, endurance musculaire, force, souplesse, puissance, vitesse, agilité, psychomotricité, équilibre et précision.

Bien que des exceptions existent comme l'athlète Tia-Clair Toomey[35], comment pensez-vous qu'il est fondamentalement

---

[35] Tia-Clair Toomey est 5x championne des CrossFit Games. Elle a également participé aux jeux olympiques de 2016 en haltérophilie où elle a fini à la 14 ème place.

possible de pouvoir performer à haut niveau dans autant de domaines ?

Attention, le but n'est pas de critiquer le CrossFit. Loin de là. Clairement, le CrossFit a permis d'élever certaines disciplines vers le haut qui étaient méconnues du grand public (ex : haltérophilie et kettlebell sport/girevoy sport). Cependant, être fort partout est impossible car il faut parfois dédier une partie entière de sa vie pour avoir un niveau exemplaire.

Plutôt que de penser que le but du CrossFit est d'être fort partout, je pense qu'il serait préférable de penser que la force du CrossFit est la polyvalence.

<u>À prendre en compte :</u>

Le CrossFit a été « malmené » de long en large sur son aptitude à mélanger le travail de renforcement musculaire et cardiovasculaire pouvant amener à des « zones d'interférences » dans l'entraînement. Bien que les avis diffèrent beaucoup entre coachs sur le fait de mixer (ou pas) le cardio et la musculation dans une même et unique session, il est important de ne pas généraliser.

La première chose à ne pas confondre, ce sont les objectifs des disciplines concernant les zones d'interférence. Cela concerne principalement l'hypertrophie. Ce qui, à ma connaissance, n'est pas le premier objectif de l'athlète de CrossFit. Ensuite, Il semblerait, selon différentes recherches[xxx], que la baisse des stocks de glycogène (substrats énergétiques) et la fatigue résiduelle (accumulation des séances d'entraînements) soient potentiellement la cause de baisse de performances et donc, de gains musculaires. Ce qui signifie qu'ajouter du cardio à un objectif d'hypertrophie où le volume reste une pièce maîtresse risque fortement d'impacter négativement le travail de croissance musculaire.

La nuance à apporter est donc que c'est l'accumulation de volume de travail et la priorisation des objectifs plutôt que l'activité cardio en lui-même qui semble être un problème concernant les gains musculaires. De plus, une activité cardio est nécessaire à la performance et la santé (longévité). Il est donc important d'en inclure dans son programme d'entraînement mais en prenant en compte la gestion de l'énergie et de la fatigue.

Conclusion :

La force du CrossFit est sa polyvalence technique. Il est important de mémoriser qu'il y a également une zone d'interférence entre Hypertrophie et activité cardio au sein de la même séance d'entraînement mais que cela ne veut pas dire pour autant que le travail cardiovasculaire nuit au développement de l'hypertrophie tant que le niveau de priorité de l'objectif est respecté ainsi que les niveaux d'énergie

26. <u>Ne fais pas du CrossFit, tu vas te blesser !</u>

C'est marrant comme cette phrase ressort régulièrement, ça sort même de la bouche de certains médecins et parfois même de personnes sédentaires qui n'ont jamais essayé le CrossFit !

Alors... Est-ce vrai ?

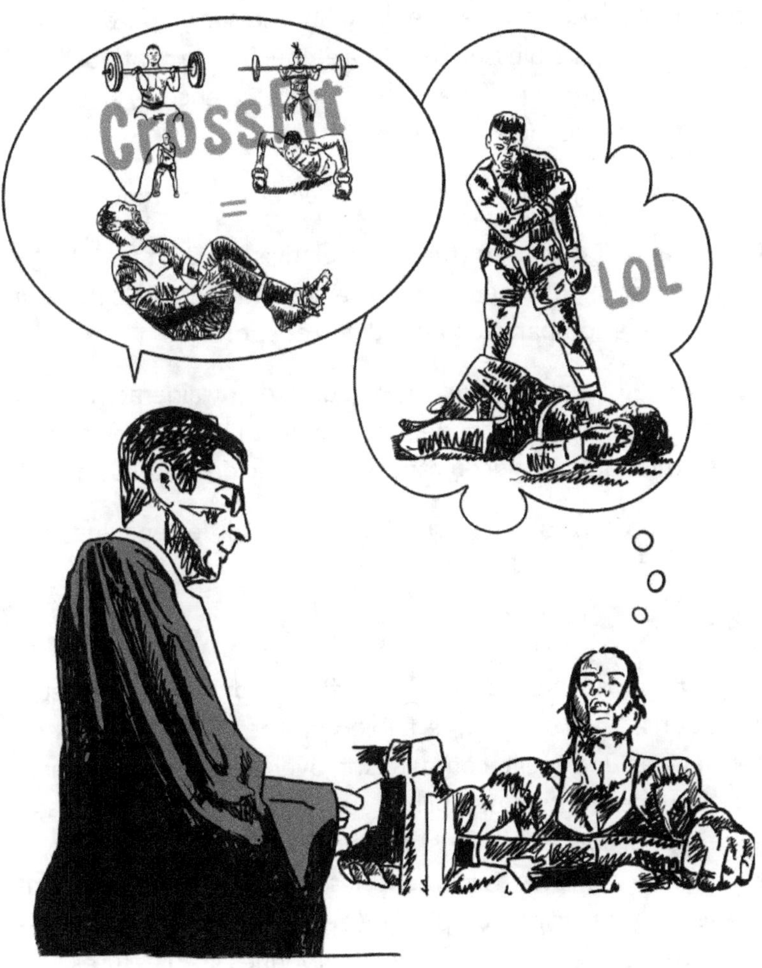

Vu de l'extérieur, on peut comprendre que le CrossFit fasse peur car ça peut sortir des habitudes de ce qu'on a tendance à voir en musculation.

Et forcément, lorsqu'on n'a pas l'habitude et que ça sort de la norme, on peut se dire que c'est dangereux car on voit des mouvements avec de grandes amplitudes, des levées de charges impressionnantes, etc.

Une étude sortie en 2013[xxxi] expliquait que sur 97 participants, 73,5% ont subi une blessure qui les a empêchés de continuer leur activité physique ou même de travailler. Pire encore, 7% ont dû subir une intervention chirurgicale.

Si on s'arrête là, les chiffres sont clairement inquiétants.

Cependant, il est important de relativiser. Un taux de 3.1 blessures pour 1000 heures d'entraînement a été calculé pour permettre la comparaison avec d'autres sports.

Le taux de blessures pour 1000 heures d'entraînement serait similaire à celui de sports de force comme l'haltérophilie ou la force athlétique, à celui du fitness, et même de la course à pied.

Les blessures les plus récurrentes étaient sur les épaules et le bas du dos.

MAIS !

Les auteurs ont admis que cette étude souffre de plusieurs limitations. Tout d'abord, le faible nombre de participants ne permet pas une réelle comparaison avec le taux de blessures calculé dans d'autres disciplines sur un public bien plus vaste. Le fait de proposer un questionnaire sur les blessures a peut-être pu inciter plus fortement les personnes qui s'étaient blessées à y participer. De plus, les réponses ne précisaient pas dans quelles circonstances étaient survenues les blessures.

En clair, le CrossFit n'est pas plus dangereux que la musculation en salle, la gymnastique ou même la course à pied. D'autant plus que vous êtes encadrés par un coach lors d'une séance qui se passe en salle de CrossFit. Ce qui n'est pas toujours le cas en salle de musculation.

Quelques études plus récentes sorties en 2017[xxxii] et 2018[xxxiii] ont démontré que le CrossFit n'engendrait pas plus de risques qu'une autre activité physique à haut seuil d'intensité.

<table><tr><td>

Conclusion :

Le CrossFit n'est pas plus dangereux que la musculation en salle, la gymnastique ou même la course à pied.

</td></tr></table>

27. <u>Je vais perdre tous mes gains si je ne m'entraîne pas pendant une semaine !</u>

Pas de panique ! Bien que le fitness soit considéré parfois comme un sport ingrat (nous avons déjà tous entendu « Dès que tu arrêtes tu perds tout »). Il est important de relativiser.

Que ça soit le fitness ou n'importe quelle autre activité physique, lorsque vous arrêtez de pratiquer pendant une certaine période, il est difficile de retrouver son niveau de suite lors d'une reprise. Mais heureusement, il y a la mémoire musculaire.

La mémoire musculaire, qu'est-ce que c'est ?

La mémoire musculaire est une forme de mémoire procédurale qui consiste à consolider une tâche motrice spécifique en mémoire par la répétition, qui a été utilisée comme synonyme d'apprentissage moteur.[xxxiv]

Pour comprendre ce qu'était réellement la mémoire musculaire et l'impact que celle-ci avait sur le corps, une étude[xxxv] parue en 2016 a demandé à 23 sujets sédentaires d'entraîner une de leurs deux jambes pendant un temps déterminé (un peu moins d'une heure). L'exercice a été répété quatre fois par semaine sur une période équivalente à un trimestre. Puis après un long temps d'arrêt, les sujets de l'étude sont retournés s'entraîner mais en exerçant leurs deux jambes.

L'équipe a fait des biopsies[36] avant et après les périodes d'exercice pour voir quels gènes étaient actifs. Les résultats montrent que l'expression des gènes était similaire dans les

---

[36] Prélèvement d'un fragment de tissu sur un être vivant en vue d'un examen microscopique. (Le Robert)

deux jambes, alors que seulement une des deux jambes s'était entraînée pendant trois mois.

Mais alors ? Est-ce que la mémoire musculaire existe vraiment ?

Même si les résultats de cette recherche suggèrent que les muscles ne gardent pas la mémoire de l'exercice, il n'en est pas de même pour les cellules nerveuses qui contrôlent le mouvement. Le système nerveux apprend dans quel ordre activer les muscles pour exécuter un mouvement (par exemple : rouler à vélo, mettre un pied devant l'autre pour marcher, attraper un ballon, conduire une voiture, …)

« Oui mais tu t'égares ! Moi je veux juste savoir combien de temps avant de perdre mes gains ».

J'y viens !

Maintenant qu'on a expliqué ce qu'était la mémoire musculaire et que même si vous aviez une perte musculaire due à une longue période d'inactivité, il y a la possibilité de retrouver son niveau (excepté exceptionnellement pathologies graves survenues entre-temps ou autres).

Combien de temps avant une perte de masse musculaire ?

Une étude de 2017 a révélé que lorsque les individus entraînés s'absentent durant une période de 2 semaines d'entraînements en force, la taille des muscles ne diminue pas de manière significative[xxxvi]

Une autre revue de recherche va un peu plus loin et suggère que les pauses d'entraînement jusqu'à 3 semaines n'influencent pas significativement la taille des muscles[xxxvii]

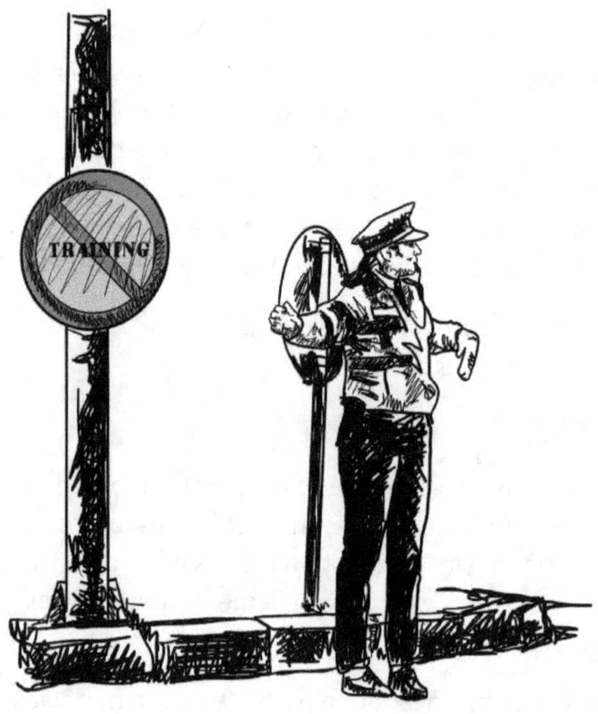

« Oui peut-être mais moi j'ai quand même l'impression de maigrir après autant de jours d'absence sans m'entraîner ! »

Effectivement, c'est une impression que certaines personnes m'ont déjà partagée… Mais à quoi cela peut être dû ?

On suggère[37] que la raison pour laquelle on a tendance à se sentir « plus maigre/ plus fin » après une absence d'entraînements de plusieurs jours à plusieurs semaines serait liée à une diminution des réserves de glycogène musculaire, ce

---

[37] Hypothèse*

qui rend nos muscles « un peu plus petits ».[xxxviii] Cependant, en termes de taille musculaire réelle, cela peut être maintenu pendant plusieurs semaines sans entraînement.

Dans une revue de recherche[xxxix], il a été constaté qu'avec seulement 1 à 2 séances d'entraînement par semaine, il est possible de maintenir vos muscles pendant au moins 32 semaines.

Pour les personnes qui voyagent beaucoup ou qui ne savent pas se rendre en salle de sport durant une certaine période (dû à des décisions par rapport à une pandémie par exemple), Bill Campbell[38][xl] conseille de s'entraîner en résistance et se rapprocher de l'échec musculaire pour maintenir son niveau ou même, dans certaines mesures, continuer à progresser.

Conclusion :

Pas de raisons de s'inquiéter si vous manquez un, deux trois ou sept jours d'entraînement. Vous ne perdez pas de masses musculaires même après 2 semaines d'arrêt.

---

[38] Bill Campbell est professeur de sciences de la motricité et scientifique. Il est également directeur du laboratoire « Performance&Physique Enhancement »

28. <u>Le Deadlift, l'exercice roi indispensable en musculation</u>

Je sens qu'on va me cracher dessus ! Calmons-nous. Attendons au moins que je donne certaines explications.

Je m'intéresse beaucoup au powerlifting et même aux sports de force en général. C'est une discussion que j'ai eue avec un powerlifter qui m'a donné envie de faire cet article. À un moment donné de la discussion, cet athlète m'a sorti :

« Si tu ne fais pas de powerlifting, d'haltéro' (weightlifting) ou du CrossFit... Le Deadlift ne sert à rien à part finir flingué[39] !

Bon, j'avoue que c'est difficile à entendre. Difficile, certes, mais ce n'est peut-être pas si mal pensé. Je m'explique :

On pourrait plutôt dire que le Deadlift ne sert « presque à rien ». Comme cité ci-dessus, il a son intérêt en CrossFit, haltérophilie et powerlifting.

Est-ce qu'il faut bannir le Deadlift pour autant de son entraînement ? NON !

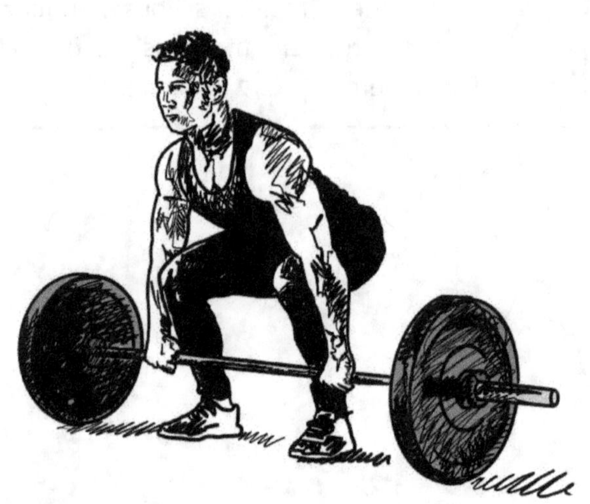

---

[39] Finir flingué : être fracassé, fatigué. Dans cette tournure de phrase, cela signifie « se blesser »

Cependant, il existe des variantes pour les pratiquants d'autres disciplines sportives qui seront davantage intéressantes.

Par exemple, dans le cas de l'hypertrophie/croissance musculaire, un Romanian Deadlift aura plus d'intérêt car il amènera davantage d'amplitude et de tension sur la chaîne postérieure. De plus, il y aura moins de risques de blessures car la charge par rapport à un Deadlift classique sera plus légère en raison de son exécution.

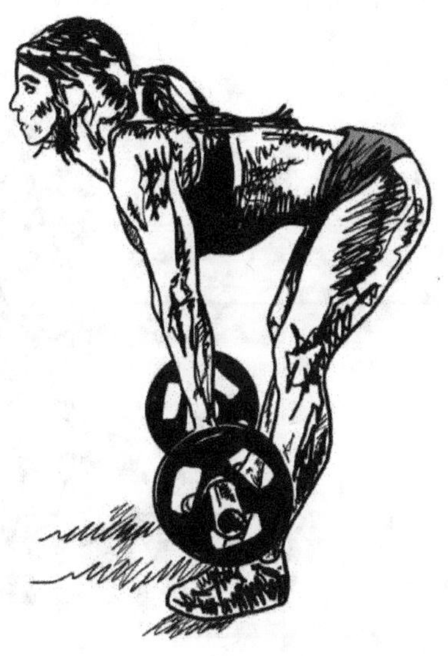

Un autre exemple reviendrait aussi à réaliser du Deadlift mais avec une trap bar/Hex bar plutôt qu'une barre olympique. Une étude a démontré que le rapprochement de la barre et de l'axe vertical du corps permet de diminuer les contraintes mécaniques appliquées dans le bas du dos et dans la hanche, ce qui permettrait de réduire potentiellement les traumatismes.

Cette différence de positionnement aide également à générer une vitesse et une puissance significativement supérieures à celles du Deadlift traditionnel (aussi appelé Soulevé De Terre classique).[xli]

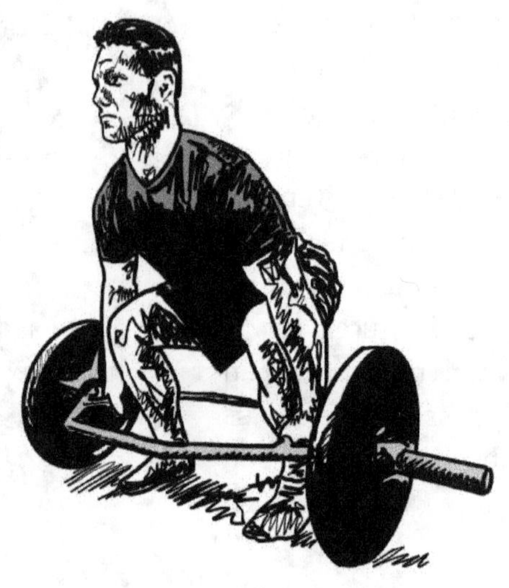

Il est conseillé de maintenir le Deadlift « traditionnel » comme exercice prioritaire pour les athlètes de force ou les athlètes qui retrouvent du Deadlift dans leur discipline. Dans le cas contraire, tous les athlètes qui ne sont pas des spécialistes de la force ont plus d'intérêt à utiliser une variante du Deadlift classique. Ils en tireront de meilleurs avantages.

Conclusion :

Le Deadlift Traditionnel n'est pas indispensable selon le contexte donné.

29. <u>Allô Patriciiiia ! Devine quoi !? J'ai acheté une nouvelle crème trop tendance qui vient de sortir pour faire disparaître la cellulite !</u>

Bon, je vous l'accorde, le titre est aguicheur !

Il est vrai que c'est un problème que la plupart des femmes ont pour la simple et bonne raison que ce n'est pas « beau » ou « esthétique ».

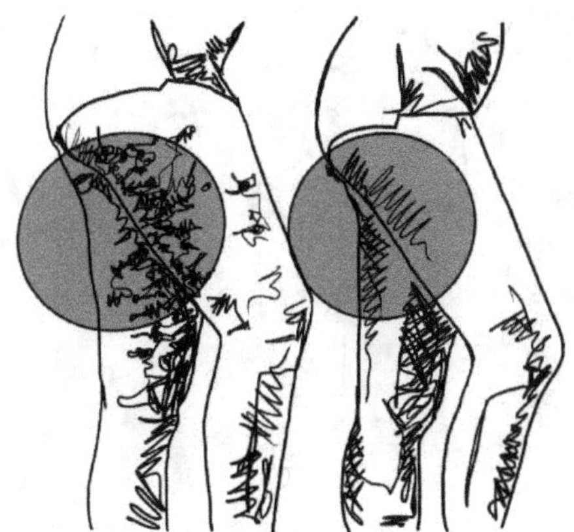

Ce sujet a déjà été traité par grand nombre de professionnels de la santé et du sport mais c'est un mythe qui existe encore donc je me dois de mettre ma pierre à l'édifice !

La première chose qu'il faut savoir, c'est que la cellulite n'est pas due à un taux de masse grasse trop importante. Donc ne ruinez pas votre santé en essayant de maigrir trop brusquement dans l'espoir de perdre de la cellulite. C'est dangereux et inutile.

Cependant, il est vrai que la masse grasse peut aggraver la situation lorsqu'on a de la cellulite. À savoir que la cellulite touche la majorité des femmes. Qu'elles soient minces, en surpoids, blondes, brunes, rousses, qu'elles se lèvent aux aurores ou pas ! Vous l'avez compris, vous n'êtes pas la (ou le ?) seul(e) à avoir de la cellulite. C'est courant et ça toucherait même + de 85% des femmes ! (Pour les hommes, je ne sais pas vous dire !)

Le second mythe concerne le traitement de la cellulite.

Actuellement, il n'existe aucun traitement efficace pour faire disparaître définitivement la cellulite. Vous aurez effectivement des résultats à court terme mais à long terme, aucun produit ne peut vous garantir de faire disparaître complètement la cellulite (sauf publicité mensongère bien sûr… « Tiens tiens tiens ! »)

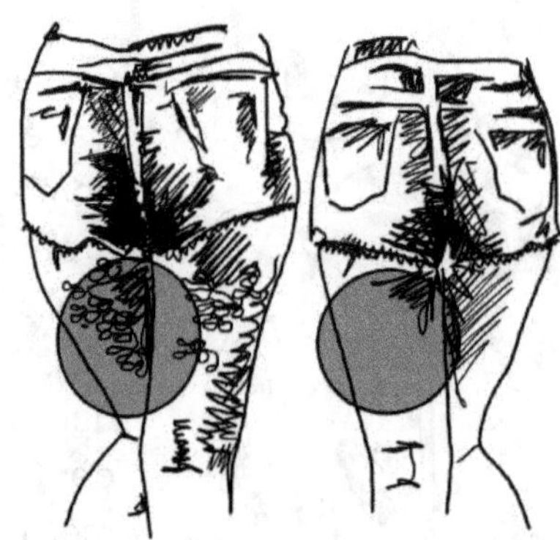

Plusieurs recherches[xlii] ont confirmé ces propos en prenant en compte les différents types de traitement tels que les crèmes anti-cellulites, les massages, les traitements infrarouges, …

Bref, le mieux est de faire du sport et apprendre à « mieux manger ». Cela permettra de réduire le taux de masse grasse corporel et d'avoir une plus belle silhouette. En gros, vous serez « plus esthétique » !

Conclusion :

Il n'y a pas de traitements pour faire disparaître définitivement la cellulite. Avoir de la cellulite est naturel.

---

30. <u>Si je pèse autant c'est parce que j'ai des gros os.</u>

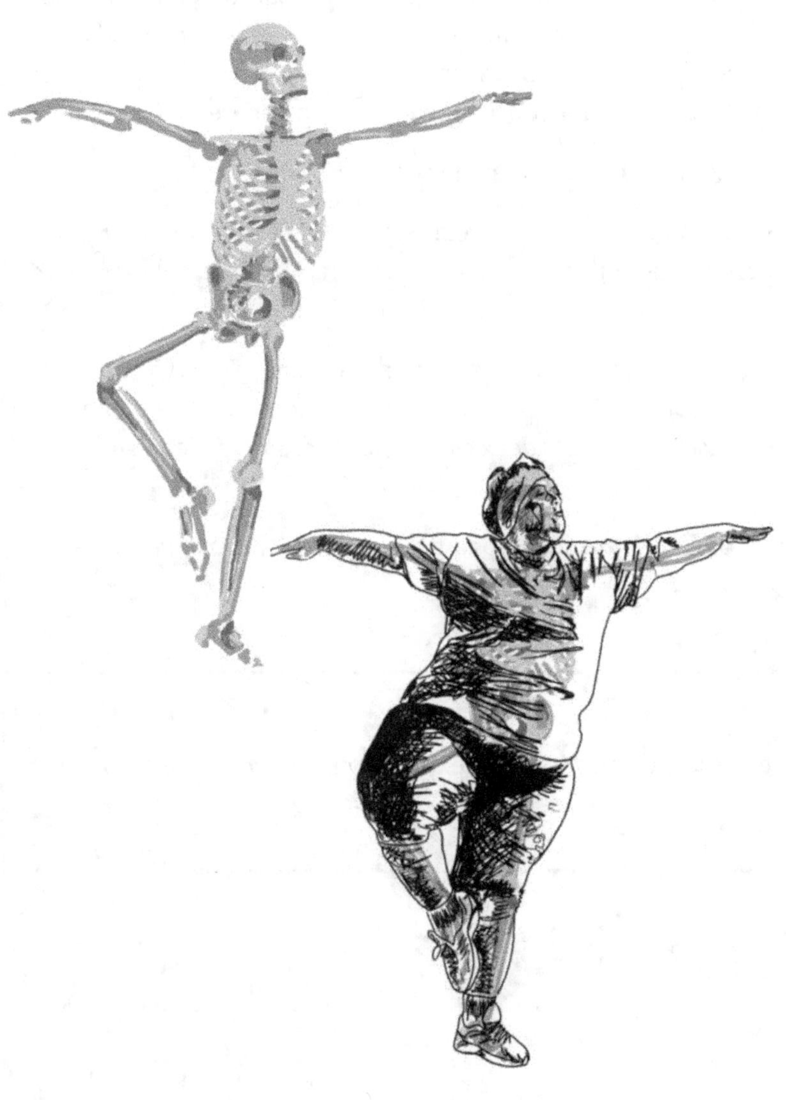

Pour vous expliquer à quel point c'est absurde, le mieux est de récolter l'information de sources fiables.

El Sabre[40] avait publié un article qui résumait très bien que des os lourds ne sont pas une explication à un excès de poids. Les propos sont d'ailleurs ressortis par le Professeur Bengt Kayser de l'Institut de la médecine du sport - Université de Genève.

Les explications sont très claires :

"Chez l'homme les os ne représentent qu'environ 15% du poids total et une différence en densité et en volume des os n'aura qu'une conséquence faible sur le poids total.

Ce qui fait changer le plus le poids corporel c'est le volume de muscle (pensez à un bodybuilder) ou le volume de graisse (pensez à l'obésité) ; dans ces deux cas, on peut accumuler des dizaines de kilos.

Des os lourds ne sont donc pas l'explication pour un excès de poids."

Conclusion :

Les os lourds ne sont pas l'explication concernant le surpoids.

---

[40] El Sabre est réputé sur les réseaux sociaux où il traite différents sujets, techniques, idées et accessoires d'entraînements.

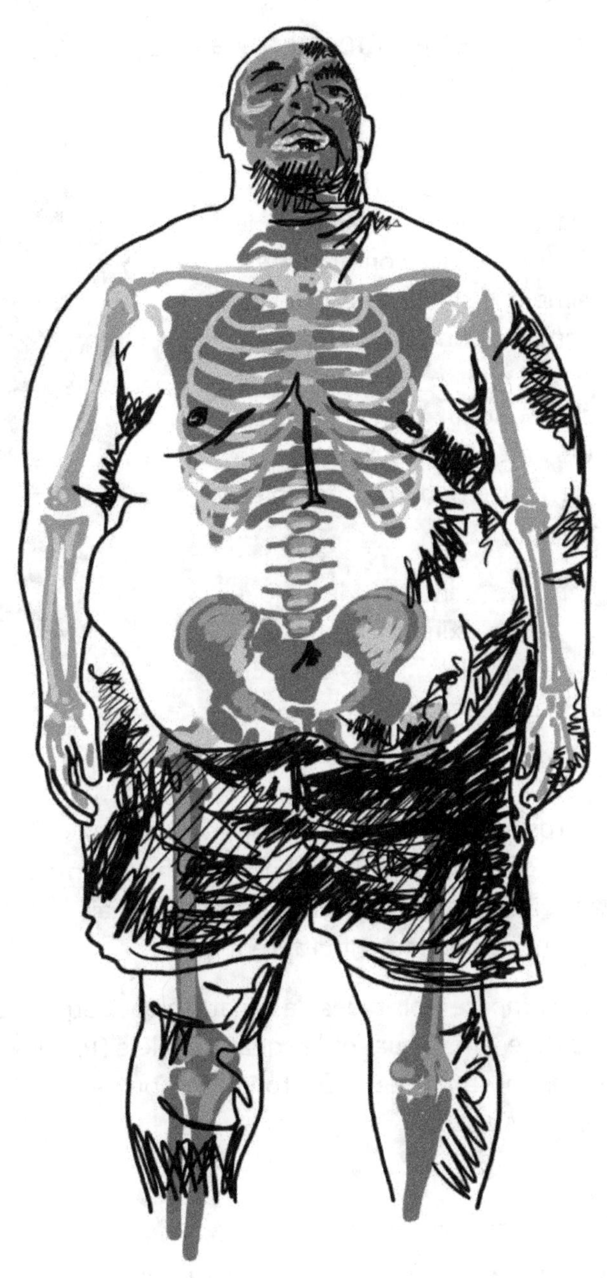

31. <u>Le squat, ça recrute au maximum tous les muscles des jambes, il n'y a pas plus complet !</u>

Je suis d'accord sur le fait que le squat est un exercice complet. C'est bien simple, si je ne devais sélectionner qu'un exercice parmi tout ce qui existe au monde, je choisirai le squat (en analysant l'objectif et l'adhésion de la personne prise en charge bien entendu).

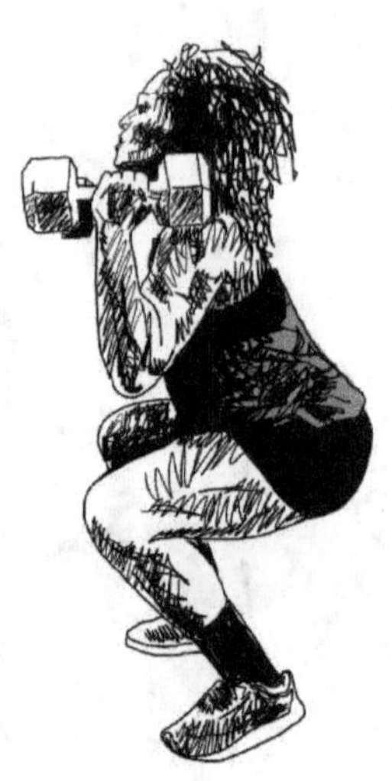

Cependant, le fait que le squat recrute au maximum tous les muscles des jambes... Pas sûr ! En tout cas, pas au maximum.

Chris Beardsley[41], a partagé une analyse du journal « Strenght & Conditioning research »[xliii] démontrant effectivement que le squat travaillait bien les muscles des jambes mais à un taux de recrutement complètement différent !

L'étude a comparé trois types de squat. Le Back Squat complet (full squat), le front squat et le squat parallèle (Parallel Squat) qui correspond à un squat un tout petit peu en dessous de l'angle de 90 degrés.

---

[41] Chris Beardsley est un scientifique spécialisé dans la recherche sportive

Dans toutes les variations utilisées, l'activation des quadriceps était élevée MAIS l'activation des ischio-jambiers était relativement faible.

À noter qu'on ne précise pas si le squat était high bar (au-dessus des trapèzes) ou Low Bar (en dessous des trapèzes). On présume que c'était high bar.

Il semble également que le squat ne développe pas de manière optimale le muscle droit fémoral, l'un des quatre chefs du muscle quadriceps.[xliv]

Il serait donc conseillé de coupler le squat avec des exercices de flexion de hanches (ex : Romanian Deadlift) mais aussi des exercices de génuflexion et d'extension de genou (ex : Leg Curl ainsi que du Leg Extension[xlv] ou Reverse Nordic Curl) pour recruter au mieux votre chaîne postérieure et votre droit fémoral afin de maximiser vos gains musculaires sur vos jambes.

Conclusion :

Les variantes de profondeur de Back Squat ou les variantes de squat ne possèdent pas un seuil d'activation musculaire élevé pour les ischio-jambiers ni le droit fémoral. Il est donc important de complémenter le squat avec d'autres exercices pour maximiser ses gains sur les jambes.

32. <u>Le Deadlift est plus fatigant que le Squat !</u>

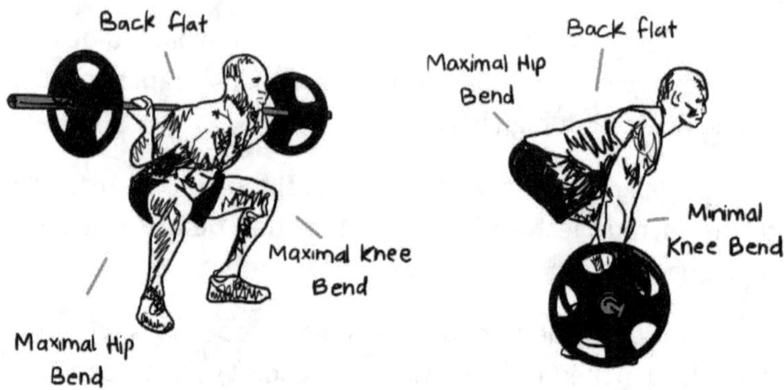

Voilà un sujet qui ressort souvent entre les partisans de la science et ceux du terrain ! Même si tout le monde est différent et que certains peuvent avoir plus facile sur un exercice que sur un autre en fonction de différents facteurs, que dit la science sur la comparaison du Deadlift (Deadlift traditionnel) et du squat (Back Squat) en termes de fatigue ?

Tout se distingue principalement entre fatigue centrale[42][xlvi] et fatigue périphérique[43].

---

[42] La fatigue centrale se produit dans le SNC (système nerveux central). Elle comprend tous les mécanismes altérant la génération de la commande motrice et le recrutement des unités motrices, à la fois au niveau spinal et supraspinal (cerveau et moelle épinière).

[43] La fatigue périphérique correspond aux perturbations de la capacité de production de force du muscle. Néanmoins, les observations expérimentales montrent qu'une modification périphérique agit au niveau central sur le recrutement des unités motrices. Les dommages musculaires et le stress métabolique dans vos muscles sont un exemple de fatigue périphérique. Leurs effets sont locaux et spécifiques au muscle dans lequel ils se produisent.

En effet, une étude[xlvii] a démontré que la fatigue du Deadlift était globalement similaire à celle du squat.

Cependant, on note une légère différence avec la fatigue périphérique qui est plus importante sur le mouvement de squat. Cela étant probablement dû à un plus grand travail des quadriceps.

<u>À prendre en compte :</u>

Concernant les compétiteurs de force athlétique, il semblerait que le peaking (le processus pour maximiser la préparation pour un moment souhaité) tend à montrer qu'il y ait besoin d'un peu plus de repos pour le deadlift avant une compétition.

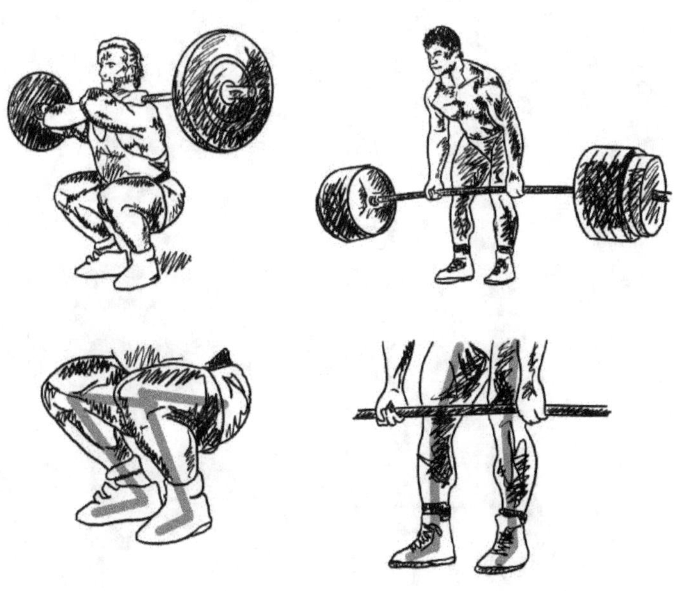

Conclusion :

Excepté pour les compétiteurs de force athlétique lors d'un peaking où il est conseillé de prêter attention à l'état de l'athlète, le deadlift n'est pas plus fatigant que le squat.

33. <u>Une femme ne doit pas s'entraîner comme un homme</u>

J'ai eu l'occasion de l'entendre à plusieurs reprises en salle en tant que coach. C'est faux ![xlviii]

Évidemment, excepté certains cas particuliers (ex : femme enceinte ou en période de menstruation) où l'entraînement sera adapté en fonction de la particularité, n'importe quel type d'entraînement peut convenir à l'un ou à l'autre.

Ce qui va différer au niveau de l'entraînement, ce sont les objectifs. D'où l'importance de l'individualisation d'un programme d'entraînement.

Il y a cependant des différences à prendre en compte d'un point de vue génétique et physiologique entre les femmes et les hommes. En effet, cela a été prouvé[xlix] que les femmes étaient à prédominance quadriceps.[44]

Ce qui signifie que cela peut être intéressant d'inclure intelligemment des exercices d'isolation et encourager l'adaptabilité de la personne sans tomber sur un discours nocebo[45] concernant des déséquilibres potentiels.[46] Les

---

[44] La recherche prouvant que les femmes sont à dominance quadriceps est à prendre « avec du recul ». Cela ne représente qu'une recherche malgré tout et surtout dans des conditions bien précise avec l'analyse d'un seul mouvement. D'autres recherches sont à réaliser pour appuyer les propos mais cela reste une indication intéressante.

[45] On parle d'effet nocebo lorsque l'effet psychologique ou physiologique associé à la prise d'une substance inerte engendre des effets délétères pour l'individu.

[46] Une asymétrie n'est pas associée à un risque de blessure plus important. Un des rares cas à prendre en compte est dans le cas de douleurs et la prise en charge est alors conseillée.

asymétries sont normales[i] et ne sont pas problématiques pour la pratique sportive tant que l'entraînement est réalisé progressivement.

Et au niveau de l'hypertrophie alors ?

Les études semblent indiquer des résultats presque identiques concernant les gains relatifs entre hommes et hommes. Ce qui est assez surprenant puisque nous avons tendance à entendre continuellement que l'hypertrophie est liée directement aux hormones. Ce qui s'avère ne pas être le cas. Du moins, pas uniquement. Les recherches énoncées ici sont réalisées essentiellement sur des personnes novices en musculation. Apparemment, les exigences en compétition semblent différentes (entre un bodybuilder pro et une bodybuildeuse pro). Effectivement, les hommes partent avec des masses musculaires plus importantes à plus haut niveau.

Cependant, il est important de ne pas confondre que les hommes aient plus de masse musculaire dans l'absolu que les femmes. Ce qui diffère des gains musculaires relatifs entre les deux sexes[li]

Une femme peut donc suivre le programme d'un homme comme un homme peut suivre le programme d'une femme. Le tout est d'assurer que le programme est en accord avec les objectifs de la personne ainsi que d'autres variables comme le sommeil ainsi que l'alimentation (et d'autres encore).

Conclusion :

Il n'y a pas d'exercices spécifiques pour femmes ou pour homme. Tout est question d'individualisation.

---

34. <u>J'ai mal aux genoux… Sûrement à cause de l'arthrose</u>

C'est un sujet que j'ai déjà abordé avec des ostéopathes, des formateurs de thérapies manuelles et des kinés ! D'ailleurs, ce débat revient encore régulièrement. Mais avant de tirer les choses au clair. Il faut savoir ce qu'est l'arthrose.

L'arthrose est définie comme une affection chronique douloureuse des articulations due à la détérioration des

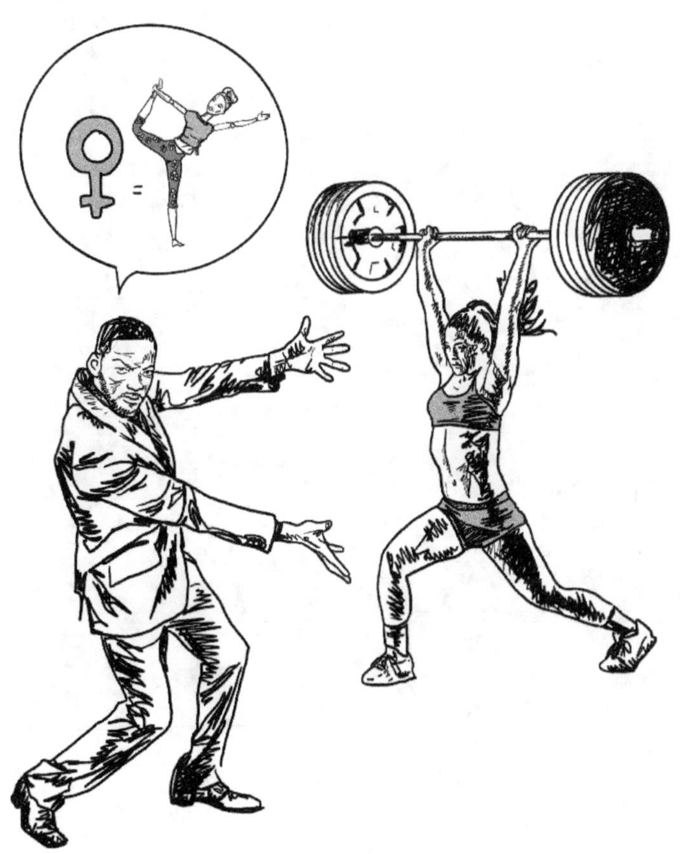

cartilages[lii]. Pour faire simple (parce qu'on ne va pas se mentir, la définition du dictionnaire n'est pas facile à comprendre), c'est un « amincissement » du cartilage articulaire dû à des facteurs génétiques et des facteurs inflammatoires.

M'étant renseigné auprès d'amis ostéopathes et kinésithérapeutes, ils sont formels :

Il y a peu de liens entre l'arthrose et la douleur (Comme il n'y a parfois pas de corrélation entre imageries et douleurs).

« Mais alors, pourquoi j'ai mal ? »

La douleur peut être due à plusieurs facteurs tels que :

- Un manque de vitamine D

- De l'anxiété (stress)

- Douleurs chroniques (les douleurs chroniques sont améliorables et réversibles)[liii]

Comment atténuer la douleur ?

-Se supplémenter en vitamine D si nécessaire (carence)

- Faire de l'exercice

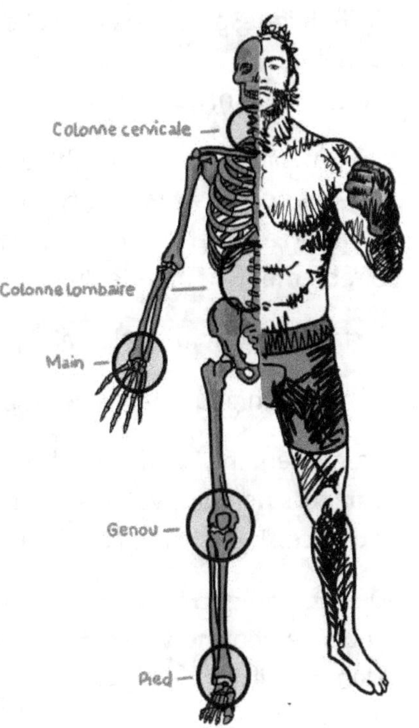

L'arthrose est un phénomène tout à fait normal chez l'individu. Il ne s'agit pas d'une anomalie et fait parte de la vie.

Conclusion :

Il y a très peu de liens entre arthrose et douleur. L'arthrose n'est pas une anomalie et est un phénomène de vie normal.

---

35. <u>No pain No gain</u>

En Belgique, pays de la frite et du snack où il est possible de « se péter le bide » pour moins de 5 euros, on aurait plus tendance à dire « No pain, no mitraillette ! »

Bien, maintenant que ma blague pourrie est passée (et si tu ne l'as pas comprise, je t'invite à commander une mitraillette dans n'importe quel snack sur le territoire belge), revenons directement au monde du fitness !

Le fameux « No pain No gain".

Concept un peu « badass[47] » mais aussi stupide, je m'explique :

Premièrement, sachez qu'il n'est pas logique de ressentir des douleurs pendant votre entraînement lorsque vous réalisez un exercice. Je parle bien de douleur. Pas de sensation de brûlure.

Deuxièmement, le fait d'avoir des courbatures après votre entraînement ne veut pas nécessairement dire que vous avez bien travaillé.

Vous voulez une preuve ? Lorsque vous êtes dans un état fiévreux, vous pouvez être sujet aux courbatures. Et ce, que vous ayez fait du sport ou pas.

Les courbatures surviennent lorsqu'on a plus pratiqué un exercice ou une activité physique depuis longtemps, lorsqu'on est (parfois) dans un état grippal, etc.

Concernant les courbatures, la douleur musculaire est causée majoritairement par la réponse inflammatoire du corps.[liv]

Ce qu'il faut retenir, c'est que le principe « No pain No gain » est un facteur motivationnel signifiant qu'il faut travailler dur et

---

[47] Badass : quelqu'un qualifié comme étant un « dur à cuire »

être discipliné pour atteindre ses objectifs mais qu'en aucun cas, il faut aller jusqu'à ressentir de la douleur durant son entraînement ou même après pour espérer obtenir des résultats significatifs. Si tel était le cas, nous devrions rebaptiser ce facteur motivationnel « No brain No gain ».

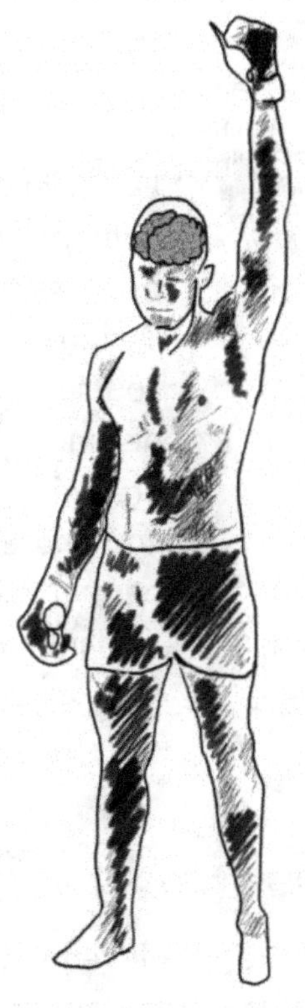

Conclusion :

Vous pouvez vous améliorer dans vos performances sportives et aussi physiquement/esthétiquement sans qu'il y ait de corrélation avec de la douleur musculaire.

36. <u>Courir est dangereux pour les genoux et le bas du dos</u>

C'est tout l'inverse en fait ! En tout cas, lorsque c'est réalisé de manière modérée et contrôlée.

La croyance populaire dit que c'est dangereux pour le dos et les genoux car c'est un sport « d'impact ».

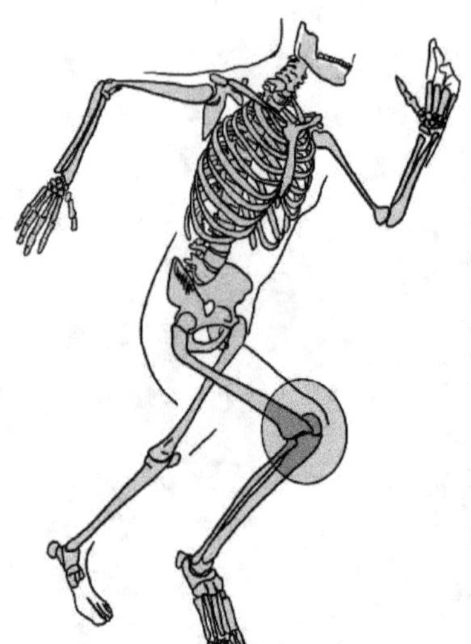

La science a d'une part démontrée qu'il n'y avait pas de corrélation entre l'arthrose aux genoux et les courses à pied longue distance[lv] mais également prouvé que ne pas dépasser 30 minutes de course à pied permettrait de réduire l'inflammation aux genoux.[lvi]

Et qu'en est-il des douleurs au dos ?[48]

La course à pied pratiquée régulièrement aurait un impact positif sur le dos en renforçant les disques intervertébraux.[lvii]

---

[48] Je l'avais déjà expliqué dans l'une de mes vidéos sur ma chaîne youtube « Kettlebell Sport : Dangereux pour le dos ? » en faisant le lien entre la course à pied et le kettlebell sport où je reprenais une étude publiée en 2017.

Attention cependant, je tiens à mettre en garde certaines personnes qui voudraient foncer et faire des kilomètres à n'en plus finir à la fin de ce livre en reprenant une phrase sortie de la part de mon kiné qui m'est resté en tête :

« S'il y a blessure, c'est parce qu'on a voulu faire trop, trop vite. Après avoir fait trop peu, pendant trop longtemps. La progression, c'est la clé ».

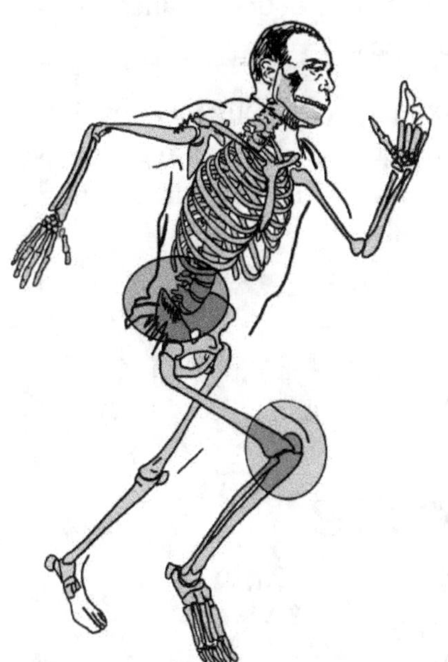

Allez-y progressivement et faites-vous plaisir !

Conclusion :

La course à pied n'est ni nocive pour les genoux, ni pour le dos. Au contraire, elle peut apporter certains avantages pour ceux-ci.

37. <u>Faut être plus « hard » dans les entraînements coach, je ne perds pas de poids ! Il n'y a rien qui change sur la balance !</u>

Je pense que chaque coach l'a déjà entendu au moins une fois celle-là. Surtout lorsqu'il s'agit d'un débutant qui a décidé de changer en prenant les services d'un coach sportif.

Le fait de ne pas voir son poids disparaître sur la balance ne veut pas dire que vous ne progressez pas.

En effet, il faut savoir que lorsque vous vous musclez, il est possible de perdre une certaine quantité de masse graisseuse et gagner la même quantité de masse musculaire dans le même temps.[lviii]

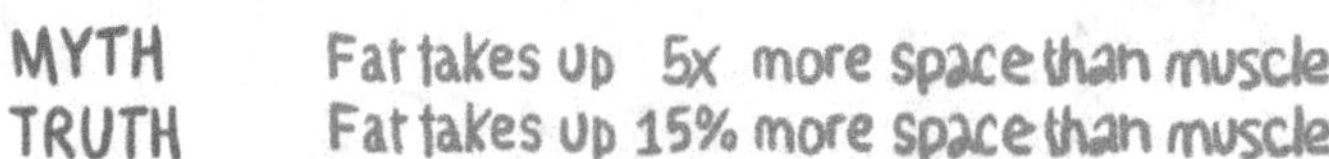

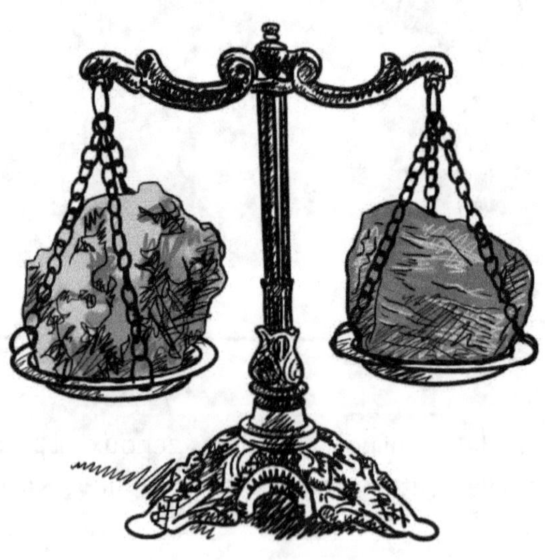

Autre chose à prendre en considération : la graisse est en moyenne 15% plus volumineuse que le muscle. D'ailleurs, autant casser un deuxième mythe dans cet article tout de suite, sachez que la graisse ne se transforme pas en muscle non plus. Elle est brûlée par l'organisme.

En dehors de la balance, voici les choses auxquels vous devriez prêter attention pour prendre connaissance de vos progrès :

- Les trous de votre ceinture (un trou en plus est signe de progression)

- Les miroirs (Regardez-vous et analysez le changement en étant fier de vous)

- Les vêtements que vous ne saviez plus porter (s'il vous en reste, essayez-les à nouveau)

- Votre force progresse séance après séance

- Vous vous sentez moins fatigué qu'auparavant (meilleure « énergie »)

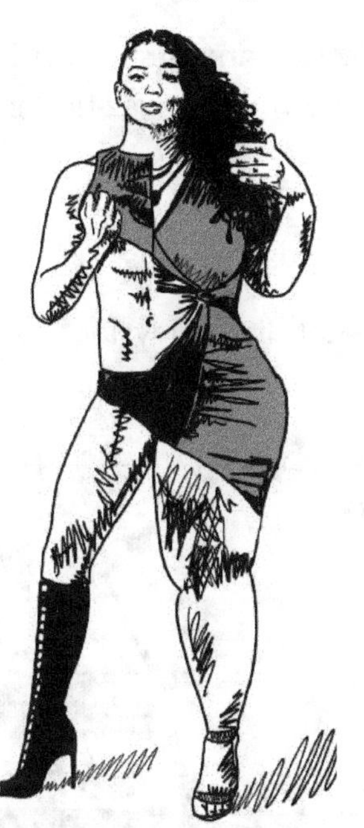

À prendre en compte cependant que votre poids peut changer sur la balance en fonction du stress, de l'hydratation ou déshydratation, du sommeil, des menstruations (pour les femmes), ...

Conclusion :

Le fait que vous ne voyez pas de changement sur la balance ne veut pas nécessairement dire que vous ne progressez pas.

38. <u>Allôôôô Jocelyne ? Devine quoi ! J'ai investi dans mon home gym pour perdre du poids ! J'ai acheté un vélo elliptique et ma première séance, j'ai brûlé 500 calories dessus !</u>

Comment savoir s'il s'agit bien de 500 calories ? C'est bien là le souci !

Les données suivantes vont influencer le nombre de calories que vous pouvez brûler durant l'effort :

- Sexe

- Poids du corps

- Condition physique générale

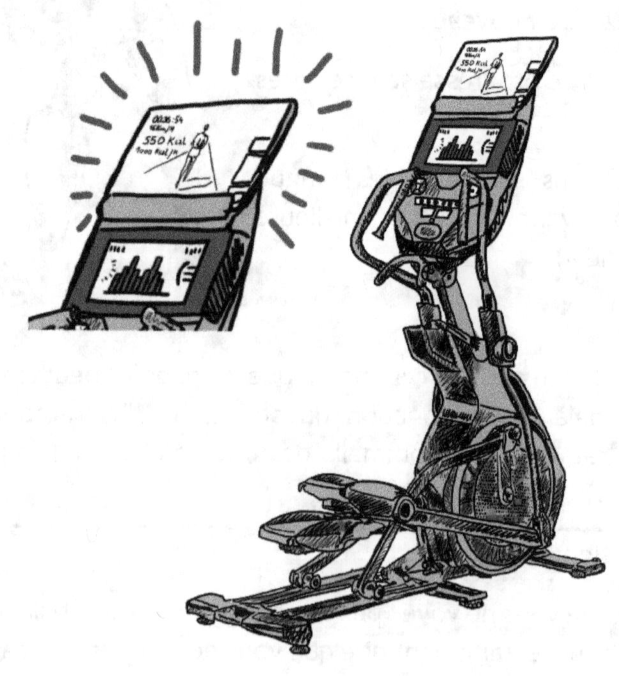

Or, une machine est incapable d'être fiable car elle ne sait pas prendre en compte toutes les analyses physiologiques. Peut-être que cela arrivera un jour avec l'invasion de l'intelligence artificielle mais en attendant ce n'est pas le cas !

En 2010, une recherche a été réalisée par le « Human Performance Center »[lix] et les chiffres sont plutôt ahurissants :

- Le vélo stationnaire surestime la dépense calorique de 7%

- L'escalier surestime la dépense énergétique de 12%

- Le tapis roulant surestime la dépense énergétique de 13%

- Le vélo elliptique surestime la dépense calorique de 42%

En gros, les machines cardio ont tendance à surestimer les calories dépensées durant un exercice et ne prêtent pas attention à votre physiologie.

Conclusion :

Ayez l'esprit critique par rapport aux compteurs lorsque vous réalisez votre entraînement sur machine cardio.

39. <u>Je fais du cardio avant la séance puis je fais une grosse session de musculation pour sécher et me muscler en même temps</u>

C'est idiot et ce n'est pas compliqué à comprendre.

L'unique objectif de réaliser de la musculation est de se muscler (logique). En réalisant une session de cardio, vous allez vous fatiguer physiquement et nerveusement. Ce qui veut dire que vous ne serez pas « frais » pour commencer votre session en salle et que vos performances ne seront pas optimales.

Qu'est-ce ça représente comme conséquence ?

Cela risque d'influencer négativement la construction musculaire.

Le conseil que j'aurai à vous donner serait de réaliser votre cardio en dehors d'une session musculation (exemple : lors d'une journée de repos actif sauf objectif spécifique). En aucun cas la réaliser avant votre session de musculation/Fitness.

Si vous manquez de temps dans votre journée ou que vous êtes limité par la fréquence d'entraînement hebdomadaire, voici les conseils que je vous donnerai si votre but est de prendre du muscle :

- Privilégiez la musculation avant le cardio

- Utilisez une méthode d'entraînement adéquate (Full body, Half-body, …) selon votre fréquence

- Utilisez des stratégies adéquates selon le temps dont vous disposez en salle (ex : méthode cluster, circuit training, méthode Legeard, méthode Tabata, …) en ne perdant pas de vue votre objectif.

Conclusion :

Réaliser une session cardio juste avant une session de musculation ne vous permettra pas d'avoir des gains significatifs et risque de vous fatiguer inutilement.

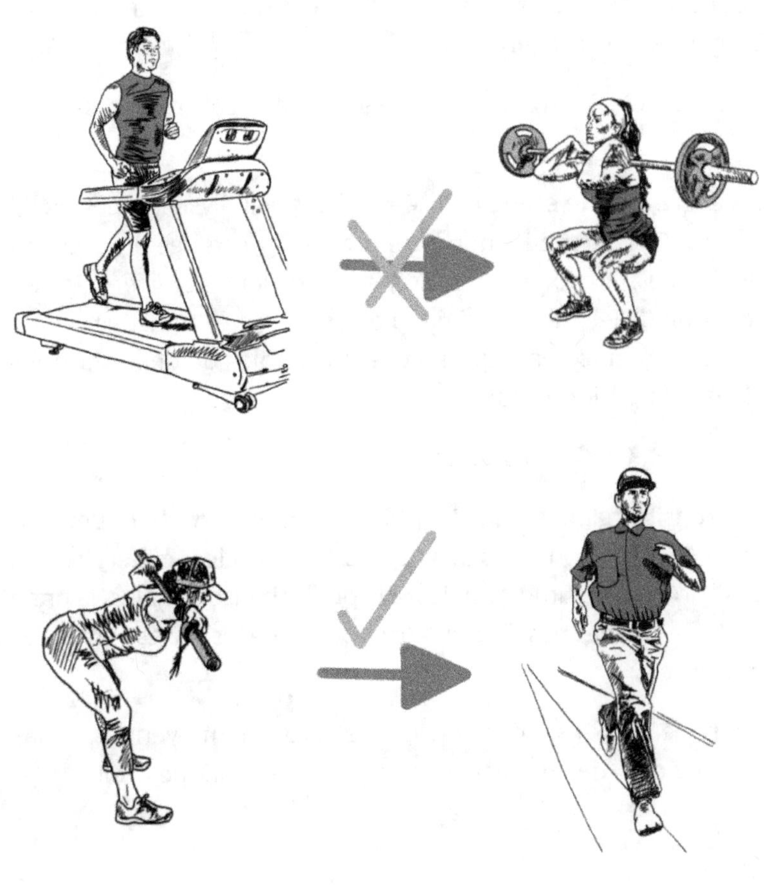

40. <u>Si tu prends une prise large sur tes tractions ça te permettra de mieux recruter tes dorsaux</u>

« C'est vrai ça ? Parce que j'ai toujours entendu que si on prenait une prise plus large ça pouvait mieux recruter le grand dorsal ? »

Alors, attention : Ici je ne parle pas d'objectif de street workout où l'un des objectifs est d'aller chercher le maximum de répétitions en traction. Dans ce cas-là, l'un des paramètres sera peut-être de réduire l'amplitude de tirage de l'athlète (et d'analyser ses concurrents).

Mais l'article, ici, traite du recrutement musculaire. Alors qu'en est-il ?

Il s'avère qu'une étude réalisée en 2014 a analysé le sujet[ix]. Une équipe de chercheurs norvégiens a testé chez des pratiquants de musculation expérimentés 3 largeurs de prise différentes en fonction de leur largeur d'épaule et selon une intensité relative à la charge maximale qu'ils étaient capables de déplacer pour chaque largeur de prise.[49]

Les résultats étaient sans appel :

À intensité relativement identique, peu importe la largeur de prise, l'activation musculaire des 4 muscles observés est similaire lors du tirage vertical à la poulie haute. De plus, la prise large ne permet pas de tirer aussi lourd que les prises serrées et moyennes.

Pour ce qui est des prises serrées et moyennes, elles permettent de recruter de manière identique voire très

---

[49] La recherche a été réalisée à l'aide d'EMG. Nous devons prendre en compte que les EMG (activité électro-myographique) sont des indicateurs mais ne prédisent pas pour autant l'hypertrophie. Cela reste une recherche intéressante malgré tout.

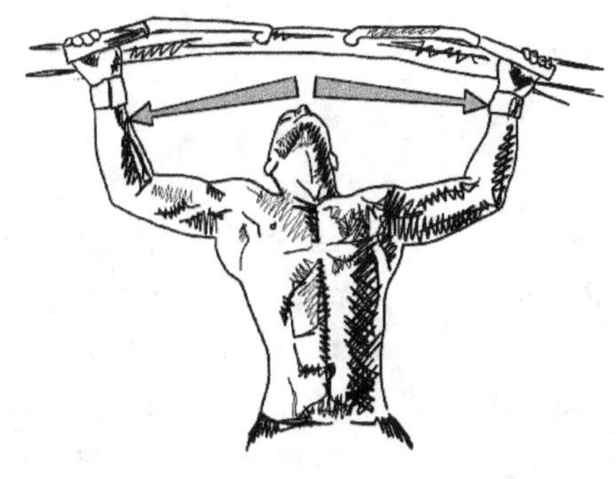

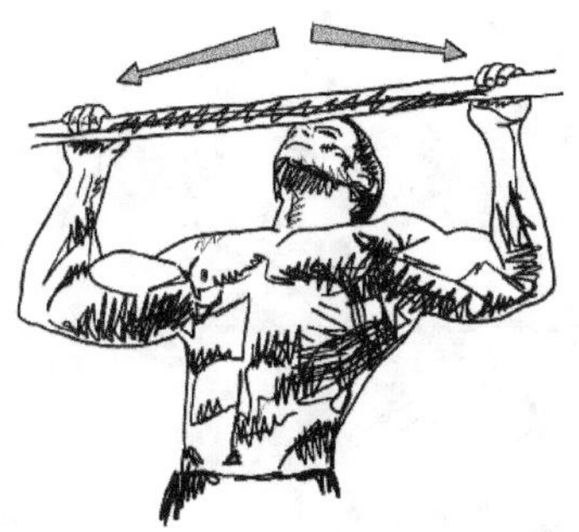

légèrement supérieure le grand dorsal, les trapèzes, l'infra-épineux et les biceps brachiaux. De plus, la prise large ne permet pas de tirer aussi lourd que les prises serrées et medium (pour la majorité des athlètes).

À savoir : à terme, une prise large sur les tractions peut augmenter les contraintes articulaires.

Conclusion :

A priori, la prise large n'a pas de réels avantages par rapport à une prise serrée ou moyenne. Favorisez celle qui vous convient le mieux. Cependant, on peut émettre l'hypothèse d'une hypertrophie régionale des faisceaux du grand dorsal. Ce qui peut être intéressant lors d'un dropset mécanique ou pour un autre objectif. Ce qui peut valoir le coup de varier de temps en temps.

41. Ça brûle trop ! Je n'arrive pas à finir mon mouvement à cause de l'acide lactique !

C'est une phrase souvent entendue en salle de musculation et dans le monde de la course à pied.

La sensation de brûlure[lxi] est liée à la fatigue musculaire. Il s'agit d'accumulation de « déchets chimiques [50]» survenant lors de la production d'énergie. Plus l'effort est intense, plus les « déchets » s'accumulent rapidement.

Et l'acide lactique alors ? C'est bien à cause de cela que je n'arrive plus à finir mon exercice ?

Cette affirmation est impossible pour la simple et bonne raison que le corps n'a jamais produit d'acide lactique et n'en produira probablement jamais.

Alors, de quoi s'agit-il ?

Il s'agit de lactate. Le lactate est une base et non un acide.

Le lactate est un substrat énergétique[lxii]. Il représente le produit final de la glycolyse[51] indépendamment de la présence d'oxygène. Il peut être utilisé dans les mitochondries[52].

---

[50] Accumulation des métabolites : Les métabolites sont des composés produits par la dégradation des nutriments. Leur fonction est de fournir au corps le type d'énergie dont il a besoin.

[51] La glycolyse est la dégradation du glucose d'un organisme vivant, sous l'action d'enzymes.

[52] Les mitochondries ont pour rôle de fournir l'énergie aux cellules et assurer la survie et les fonctions de celles-ci.

<u>À prendre en compte :</u>

Il m'est déjà arrivé d'entendre que les étirements permettent d'éliminer l'acide lactique. Bien que nous ayons expliqué ci-dessus que l'acide lactique n'est pas viable dans le corps humain, il faut savoir que le lactate (et donc pas l'acide lactique) est éliminé par le système hépatique et que ce n'est pas ça la cause des courbatures.[53]

Conclusion :

L'acide lactique n'est pas viable dans le corps humain. Il s'agit du lactate.

---

[53] La fonction hépatique est l'ensemble des actions que le foie effectue. Il a globalement 3 fonctions : la fabrication et le stockage d'énergie, la fabrication de la bile, et la détoxication (rendre inoffensifs les produits toxiques absorbés par les intestins).

42. <u>Améliorer ses gains musculaires grâce à la pré-fatigue !</u>

La pré-fatigue consiste à placer un exercice d'isolation avant un exercice polyarticulaire. L'objectif étant de recruter au mieux le muscle « pré-fatigué ».

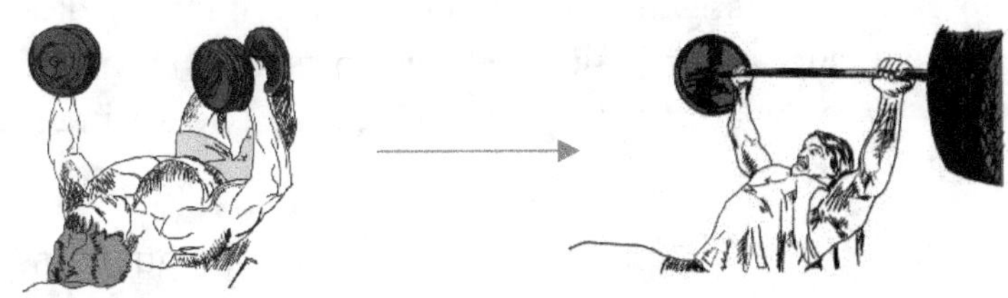

Apparemment, cela s'adresserait aux personnes qui ont du mal à ressentir un groupe musculaire sur un exercice polyarticulaire parce que les muscles annexes prennent le relais.

Par exemple, les triceps et les épaules « lâchent » avant les pectoraux. La conséquence étant que l'on ne parvient plus à finir sa série sur son développé couché.

Mais que dit la science ?

A l'heure où ces lignes sont écrites, il y a peu de recherches[54] sur la pré-fatigue mais elles ne vont pas dans le sens de la croyance. En effet, dans le domaine de la musculation, il ne semble pas y avoir d'avantages à utiliser cette méthode pour développer un muscle ou un groupe musculaire. Une recherche

---

[54] Actuellement, deux recherches ont été réalisées sur des individus novices et une recherche sur des individus entraînés.

semblerait même montrer que le volume d'entraînement, contrairement à ce que l'on pourrait penser, soit diminué dans un entraînement utilisant la pré-fatigue contrairement à un entraînement traditionnel n'utilisant pas ce type de méthode.

<u>À prendre en compte :</u>

L'adhésion reste un élément important dans un programme d'entraînement de musculation. Si une personne souhaite inclure de la pré-fatigue dans son programme, il serait judicieux de lui expliquer qu'on peut aller dans son sens en prenant en compte son niveau par rapport à ce que la science nous dit actuellement.

Il existe également une autre forme de pré-fatigue dans la préparation physique (en dehors de la musculation)[lxiii]. Celle-ci a pour but d'entraîner l'athlète dans un état de fatigue proche de celui rencontré en compétition. Elle peut être utile pour des disciplines alliant puissance et endurance.

Conclusion :

La pré-fatigue en musculation ne va pas dans le sens de la croyance. Au mieux, l'hypertrophie et les gains musculaires semblent similaires. Au pire, cela peut s'avérer contre-productif.

43. <u>Se baser sur la connexion cerveau-muscle et le ressenti pour améliorer ses gains musculaires !</u>

Très réputé dans le monde du culturisme, la fameuse connexion cerveau-muscle est-elle fondée ? Peut-on s'y fier et l'utiliser pour optimiser ses gains musculaires ?

D'abord, il est important de définir ce qu'est la connexion cerveau-muscle.

La connexion neuromusculaire (cerveau-muscle)[55] est une sorte d'attention interne. Son but est de diriger toute l'attention et la concentration du sportif sur le muscle ou le groupe de muscles sujets d'un exercice musculaire bien déterminé. Cette focalisation interne s'oppose à la focalisation externe. La focalisation 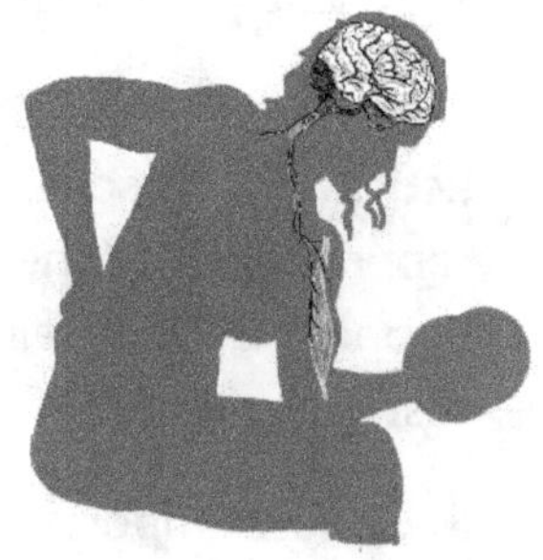 externe se concentrant sur le mouvement et pas sur le/les muscle(s) impliqués.

Il est important déjà de distinguer plusieurs aspects avant d'aller plus loin et les liens avec les facteurs que l'on souhaite développer.[lxiv]

Concernant l'hypertrophie, il semblerait qu'il y ait une amélioration des gains de masse musculaire en utilisant cette technique de focalisation interne[lxv]

---

[55] La connexion cerveau-muscle est un terme vulgarisé utilisé pour définir la connexion neuromusculaire (également nommée focalisation interne)

En revanche, pour le développement des performances sportives et de la force, la focalisation externe semble apporter des résultats supérieurs.[lxvi]

Cependant, la connexion cerveau-muscle a ses limites. En effet, celle-ci permet une activation musculaire pour des intensités allant de 20 à 60% de la RM mais à 80% de celle-ci, il n'y a plus de différences.[lxvii] De plus, cette focalisation interne montre des effets sur des vitesses d'exécution lentes mais aucune différence à vitesse élevée[lxviii]. Or, concernant l'hypertrophie, nous savons que « le tempo » n'amène pas de différences significatives pour le développement de gains musculaires.[lxix]

Enfin, la connexion cerveau-muscle permet une meilleure activation musculaire en début de série mais plus on se rapproche de l'échec musculaire, plus la différence disparait.[lxx] Rappelons-le, le fait de se rapprocher de l'échec musculaire reste quand même un facteur primordial de l'hypertrophie.

Il est aussi important de noter que la focalisation interne peut inhiber l'économie de mouvement et donc, à terme, détériorer le geste technique.

Conclusion :

Concernant l'hypertrophie, la connexion cerveau-muscle semble intéressante dans certaines situations. Cependant, ces situations où l'on peut y trouver un intérêt vont parfois à l'encontre des fondements de l'hypertrophie comme se rapprocher de l'échec musculaire et les vitesses d'exécution du mouvement par exemple. En ce qui concerne le développement de la force, le fait de se concentrer sur le mouvement (focalisation externe) semble optimiser la technique et obtenir de meilleurs résultats. La focalisation interne, quant à elle, déclenche généralement une co-contraction. C'est comme si on chargeait « plus lourd » car le muscle antagoniste produit la tension additionnelle.

44. <u>Un gros dos pour un gros développé couché !</u>

Certains athlètes du monde de la force athlétique et du monde du développé couché n'arrivent pas à se mettre d'accord sur ce sujet.

Est-ce qu'avoir un gros dos contribue à l'optimisation de la performance sur la phase concentrique pour le développé couché[56] (Bench Press) ?

Il est d'abord important de revoir les principales fonctions anatomiques du grand dorsal, des trapèzes et des rhomboïdes pour comprendre leur implication sur le corps humain :

- Le grand dorsal permet : la rotation interne et l'extension du bras (autrement dit, il permet de porter la main vers la fesse opposée, tout en abaissant l'épaule.), la cambrure et l'inclinaison latérale du bassin et l'inspiration.

- Le rhomboïde permet : l'adduction, l'élévation et la rotation médiale de la scapula. Par son effet de rotation de la scapula, il est abaisseur de l'épaule.

- Les trapèzes : Les trapèzes sont distingués en 3 parties. Le faisceau supérieur permet de hausser les épaules, d'étendre la tête en arrière et de tourner la tête controlatéralement[57] au muscle et de l'incliner homolatéralement[58]. Le faisceau moyen, lui, permet de de rapprocher la scapula de la colonne vertébrale et de tirer l'épaule vers l'arrière. Enfin, le faisceau inférieur a

----

[56] Nous parlons ici de développé couché non-équipé.

[57] Controlatéral : Situé du côté opposé.

[58] Homolatéral : Qui se trouve ou se produit d'un même côté du corps.

pour but d'abaisser les épaules. Les 3 faisceaux permettent de stabiliser la scapula.

- Les muscles érecteurs du rachis : Il s'agit d'un groupe de muscles situé dans le bas du dos qui permet l'extension du rachis.

Après avoir analysé les fonctions anatomiques principales des muscles du dos (il y en a d'autres tels que les infra-épineux, supra-épineux, …), que pouvons-nous déjà dire ?

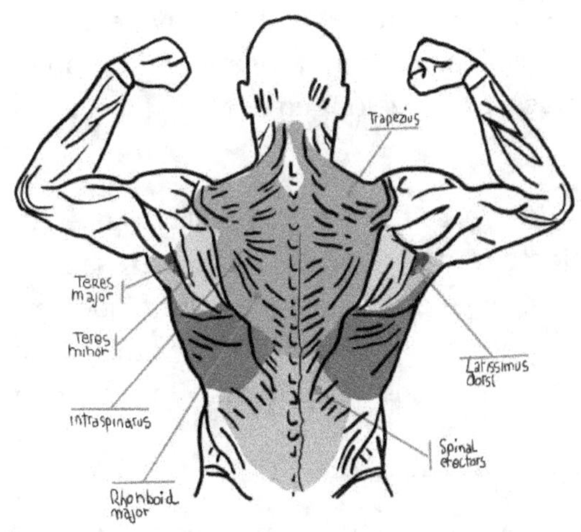

Il semblerait qu'il y ait un intérêt à engager le dos sur le développé couché dans le but de stabiliser les épaules et contribuer à la stabilité du mouvement de manière générale.[lxxi] Cependant, Il semble que les muscles du dos ne sont pas des muscles prioritaires pour la performance concernant le développé couché.

Et la science dans tout ça ?

Il n'y a pas beaucoup de recherches actuellement mais certaines se sont avérées très intéressantes sur le développé couché et notamment sur l'arche (cambrure lombaire) et la rétraction scapulaire. La recherche[lxxii] avait notamment pour but de comparer des athlètes de powerlifting[59] sur une répétition maximale et la vitesse d'exécution entre un développé couché avec le dos plat et une légère rétraction scapulaire lors d'une séance et un développé couché avec une cambrure lombaire et une rétraction scapulaire prononcée lors d'une autre séance d'entraînement. Il s'avère qu'à la fin du protocole, il n'y avait pas de différences notables pour les deux facteurs analysés (le développement de 1RM et la vitesse d'exécution).

Une autre étude[lxxiii] visait à vérifier les différences de charge totale, de trajectoire de la barre dans le plan sagittal[60] et de vitesse moyenne de la barre entre les techniques arquées et plates du développé couché chez les athlètes de force athlétique paralympiques débutants et expérimentés[61].

---

[59] Les athlètes étaient au nombre de 11 participants avec 4 à 5 ans d'expérience et un poids de corps moyen de 87kg. En moyenne, leur développé couché représente 1,3 à 1,4 x le poids de corps. C'est une bonne performance mais pas exceptionnelle pour un athlète de force athlétique.

[60] En anatomie, le plan sagittal, ou plan longitudinal, est un plan anatomique qui divise le corps en parties droite et gauche. Le plan peut être au centre du corps et le diviser en deux moitiés ou loin de la ligne médiane et le diviser en parties inégales

[61] Il y avait peu de différences d'âges entre les athlètes de force athlétique débutants et confirmés (34 à 36 ans). Dans la recherche, on a estimé qu'un athlète expérimenté était un athlète avec une pratique de 9,8 mois (en moyenne) et un débutant était un athlète avec une expérience de 3,3 mois en moyenne.

Concernant les techniques arquées et plates, il n'y a eu aucune différence significative pour tous les résultats analysés durant la phase excentrique et concentrique du mouvement pour les athlètes débutants et confirmés. Cependant, la recherche considère que des analyses plus approfondies sont nécessaires pour déterminer la meilleure technique pour les athlètes.

<u>À prendre en compte :</u>

Les recherches citées ci-dessus ont tendance à s'opposer à la croyance populaire qu'une bonne stabilité (à l'aide d'une cambrure lombaire et d'une forte rétraction scapulaire) permettra d'office une amélioration des performances sur le développé couché. Nous sommes également en droit de nous poser la question du manque d'optimisation technique dans les deux variantes avec un risque de biais[62]. Il serait intéressant de développer les recherches sur des athlètes de powerlifting de niveau international et/ou des athlètes de développé couché internationaux afin de savoir si cette technique de cambrure lombaire prend davantage de sens en fonction du niveau et du poids indiqué sur la barre ou non.

La croyance populaire suppose que l'arche sert de transmission de force entre les membres supérieurs et inférieurs. Elle est également censée diminuer l'amplitude de mouvement afin d'avoir plus de force maximale ou, du moins, davantage de capacités à produire plus de force maximale. Or, à ce jour, il semble qu'il n'y ait aucun calcul biomécanique qui appuie ces fondements.

---

[62]Un biais est une démarche ou un procédé qui engendre des erreurs dans les résultats d'une étude.

Conclusion :

Avoir un dos « fort et musclé » ne permettra pas directement d'être plus fort sur son développé couché. Pour être fort dans un mouvement, il faut le pratiquer et éventuellement, complémenter avec d'autres exercices en individualisant le programme selon l'objectif et l'individu. Concernant la stabilité sur le développé couché en lien avec les muscles du dos, la recherche actuelle semble prouver le contraire mais d'autres études sont nécessaires pour appuyer ces propos et remettre en perspective la croyance populaire.

PARTIE 2 : Les arnaques du fitness : Appareils bidons et autres fumisteries

« Plus l'arnaque est importante et plus elle passe sans le moindre soupçon » [Philippe Chavanis]

Ce qui me révolte le plus dans le milieu du fitness, c'est le mensonge. L'erreur est tout à fait pardonnable. J'en ai fait et il est fort probable que j'en fasse encore. D'ailleurs, en faire est un processus bénéfique pour l'évolution personnelle de chaque individu lorsqu'on comprend qu'il s'agit d'erreurs réalisées. Cependant, en faire et les répéter à plusieurs reprises sans esprit critique relève d'une profonde stupidité.

Là où je rencontre de réels problèmes dans l'industrie du fitness, c'est profiter du manque de discernement d'une population sédentaire et néophyte. Bien souvent, ce type de public s'intéresse à l'activité physique ou au sport car ils ont le déclic de vouloir changer les choses pour leur santé. Vendre du rêve à cette population à besoin en sachant pertinemment qu'il n'y a pas de garantie de résultat, ça, en revanche, ça me scandalise.

Le pire, c'est le profit tiré par le biais de certains influenceurs vendant le produit comme une recette miracle contre la cellulite, contre les douleurs de dos et j'en passe. Un influenceur, comme son nom l'indique, a pour rôle d'influencer. Ce qui peut s'avérer perfide dans certaines situations pour sa communauté.

Mesdames, Mesdemoiselles, Messieurs,

Pour vous, je démonte ces produits qualifiés de « produits miracles » que l'on retrouve principalement dans le monde du fitness et du bien-être qui n'ont pour objectifs que d'arnaquer les gens et soutirer de l'argent sans garantie derrière.

En revanche, je ne citerai aucune marque, aucun nom et n'afficherai aucun produit dans ce chapitre afin d'éviter quelconques attaques en justice.

Vous êtes prêts ?

C'est parti !

45. Le t-shirt postural

Vendu comme étant LE t-shirt à se procurer absolument pour les douleurs aux dos et validé par la médecine.

C'est une fumisterie.

Ne trouvez-vous pas ça bizarre qu'on nous vende un produit validé par la médecine mais introuvable en pharmacie ?

« Tiens, tiens, tiens… »

Je suis allé un peu plus loin dans mes recherches pour savoir ce qu'il en était. Et voici ce que j'ai trouvé via certaines études scientifiques[lxxiv] :

- Il n'y a absolument aucune différence entre un vrai t-shirt et un « t-shirt postural »

- La mauvaise posture n'existe pas « vraiment ». L'être humain n'est pas fait pour rester en position statique constamment. Il est fait pour se mouvoir.

-Il n'y a pas de différence concernant les fameuses épaules vers l'avant entre un t-shirt postural et un t-shirt classique

De plus, le t-shirt « postural » coûte cher (parfois plus de 100€ !). Si vous pensez encore investir dans un t-shirt de ce genre, faites plutôt don de votre argent à une organisation qui se bat pour la paix dans le monde ou pour aider des personnes dans le besoin. Au moins, vous ferez une bonne action et vous ne jetterez pas votre argent par les fenêtres.

Conclusion :

Aucun avantage à acheter un t-shirt postural. C'est une perte d'argent. Le traitement passe d'abord par vous et votre capacité profonde à vouloir changer et évoluer. Cela peut potentiellement être pire puisqu'on peut supposer que le t-shirt postural conduit nos muscles à se relâcher quand on l'enlève car il y aurait moins de maintien

46. <u>La planche à pompes multiprise</u>

Je pense que le terme anglais est « Push Ups Board ».

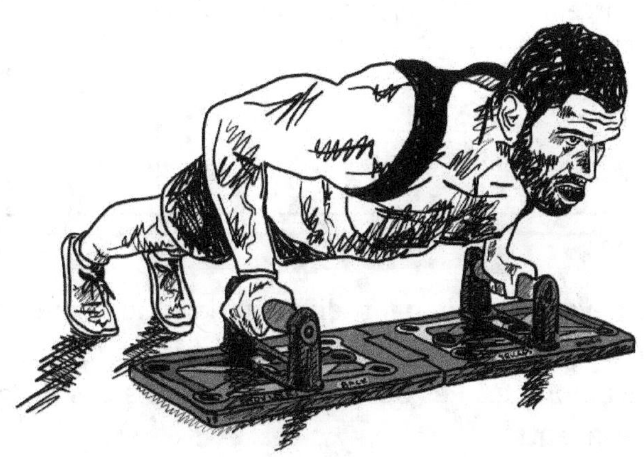

Bien que certaines planches aient un système intégré qui permet de compter les répétitions, comment sont-elles validées ? Il n'y a rien qui indique que votre pompe soit bien exécutée.

De plus, la planche vous indique où placer vos poignets à push up grâce à des codes couleurs (la plupart du temps). Bien que cela ressemble davantage à Tetris qu'autre chose, elle ne prend pas en compte la physiologie de la personne. Les dimensions de la planche à pompes multiprise se fichent complètement que vous fassiez 1m60 ou 2m10. Elle se fiche également de vos éventuelles pathologies.

Dernier point négatif : Le prix. Ça reste cher pour ce que ça vaut (Entre 14€ et 60€ la plupart du temps).

Bref, si vous voulez vraiment investir dans du matériel pour vous améliorer aux pompes, favorisez de simples poignées à push up. Ce n'est pas encombrant, vous pouvez les emmener partout et ça coûte moins cher (vous avez la possibilité d'en trouver entre 9€ et 15€. Parfois même moins cher que ces prix-là) !

Conclusion :

Si vous devez investir dans du matériel pour améliorer la difficulté sur les pompes, revenez à la base et favorisez des poignées à pompes. Pas besoin d'investir dans des gadgets à prix extravagants.

47. <u>Le legging & la ventouse anti-cellulite</u>

Encore une fois, les influenceurs et les entreprises fitness tirent profit de personnes soucieuses de leur apparence physique et c'est réellement scandaleux.

Comme expliqué dans l'article 28 du premier chapitre « Mythes et croyances Populaires », Il n'y a pas de traitements pour faire disparaître définitivement la cellulite. Avoir de la cellulite est naturel.

Peu importe le traitement ou le produit que vous utiliserez, cela ne changera rien à long terme. La recherche scientifique l'a d'ailleurs prouvé.

Conclusion :

Acceptez-vous comme vous êtes, il n'y a pas de produits miracles pour traiter la cellulite efficacement à long terme et la faire disparaître.

---

48. La ceinture de sudation

Que ça soit dans des films ou à la salle de sport, on a tous déjà vu ce fameux cliché du gars (ça peut aussi être une femme mais c'est plus rare) qui est sur son tapis de course à courir avec son manteau et qui transpire tellement fort qu'il ressemble aux chutes du Niagara. Lorsque vous lui demandez pourquoi il s'impose ça, il y a de fortes chances que la réponse soit "pour maigrir".

Alors, la ceinture/combinaison de sudation. Est-elle efficace pour perdre du gras ?

Je me suis bien évidemment penché sur la question, en allant interroger différents coachs et athlètes de la capitale belge pour ajouter d'avantages de connaissances à mon expertise.

La question était simple : Êtes-vous pour ou contre la ceinture de sudation pour perdre du gras ?

En voici différents extraits :

Un avis d'un athlète de CrossFit et ex-coach de CrossFit :

"La question n'est pas pour ou contre la ceinture de sudation mais bien pour ou contre la perte de poids grâce à cette ceinture. Je suis totalement contre car malheureusement elle ne fait pas perdre du ventre mais bien de l'eau uniquement. Effectivement, on perd de l'eau, donc l'impression d'accélérer notre perte de poids mais la perte d'eau est momentanée. Lorsque l'on a soif, on boit afin de combler un manque. C'est ce qui arrive après un effort physique pour contrer ce phénomène de déshydratation. Par contre cette sudation est très utile pour éliminer les toxines selon les fabricants mais cela reste à vérifier."

Avis d'un préparateur physique et athlète de bodybuilding :

"Contre. Car premièrement, une ceinture de sudation ou une combinaison ne fait perdre que de l'eau et non de la graisse comme la majorité s'imagine qui sera directement récupérée une fois que l'on se remet à boire. De plus, une plus grande perte d'eau signifie une baisse de performance, donc entraînement de moins bonne qualité.

Deuxièmement, la combinaison empêche au corps de faire fonctionner correctement son système de thermorégulation par la transpiration puisque la combinaison empêche le contact entre l'air et la peau. Donc augmentation de la chaleur corporelle. Et donc à nouveau il y aura une baisse de la performance..."

Même son de cloche avec l'avis d'un troisième coach spécialisé dans le cross training :

"En ce qui me concerne, la ceinture de sudation c'est du grand n'importe quoi ! En gros tu perds de l'eau, pas de la graisse et si tu en fais trop tu finis en déshydratation donc ce n'est pas très conseillé. Si la ceinture de sudation fonctionnait vraiment, il suffirait de la mettre sans faire d'effort mais malheureusement ce n'est pas la transpiration qui fait maigrir mais l'effort physique. Donc pour moi c'est juste une arnaque pour les âmes désespérées qui veulent absolument maigrir."

Avis de la part d'un instructeur de Wing Chun :

"Personnellement je ne suis ni pour ni contre. Elle n'aide pas à mincir. Elle sert à perdre de l'eau par la transpiration provoquée qu'on récupère assez rapidement une fois qu'on s'hydrate. Toutefois elle peut avoir un effet motivateur pour la personne qui la porte. Si ça pousse la personne à se dépasser pourquoi pas."

Même son de cloche de la part d'un préparateur physique, spécialisé dans le domaine du powerlifting et weightlifting, ayant également un avis similaire sur la question :

"On sait que transpirer n'augmente pas la dépense calorique. Or il est admis que quelle que soit la méthode d'entraînement et d'alimentation utilisées la perte de poids résulte toujours du fait que la balance calorique soit négative. Ou plus précisément que l'individu dépense plus d'énergie qu'il n'en ingère. De plus on retiendra que l'eau est à la base de plusieurs réactions biochimique dans le corps, et accélérer la déshydratation via une ceinture alors que la majorité des gens n'en boivent pas assez est une mauvaise idée.

On pourrait penser que la ceinture et la combinaison de sudation peuvent être utiles pour un athlète devant atteindre le poids de sa catégorie pour une compétition. Mais non, le sauna et le waterload restent des méthodes beaucoup plus appréciables."

Mon avis personnel rejoint tous les avis précédents. Pas de réel intérêt à utiliser ce genre de méthode. Après avoir discuté avec des combattants MMA, un point a retenu mon attention. La combinaison de sudation pourrait avoir un intérêt pour se préparer à un combat dans un pays où les températures sont élevées pour s'habituer aux sensations et ne pas être surpris le jour J. Mais cela représente une partie infime de la population.

Conclusion :

La ceinture de sudation n'a pas d'intérêt pour la perte de poids. C'est un outil marketing inutile pour la majorité de la population.

49. <u>Le Hula Hoop amincissant</u>

Franchement là... Je n'ai pas les mots ! Pour tout vous dire, je ne savais même pas qu'on pouvait être capable d'aller aussi loin dans l'aspect commercial.

Pour le Hula Hoop, j'ai découvert ça en regardant youtube où une influenceuse l'utilise et vante ses mérites sans réelles convictions.

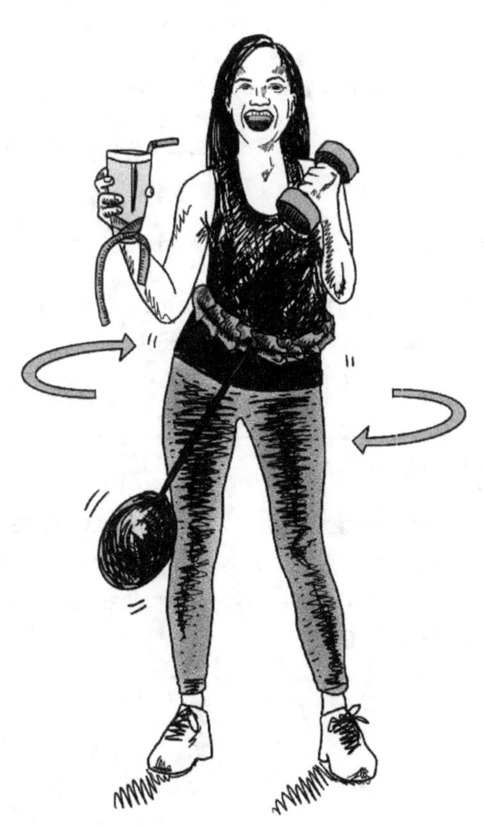

Apparemment, le Hula Hoop permet une « rotation facile » grâce à une boule centrifuge pour une perte de poids sans effort.

Si vous perdez du poids, ce n'est pas grâce à un appareil magique mais bien par des méthodes d'entraînements et par de l'activité physique ainsi qu'une alimentation adaptée.

Conclusion :

Ce n'est pas l'appareil qui vous fera perdre du poids mais bien l'activité physique.

50. Le Facial Toner (L'exerciseur facial)

Je ne savais même pas que ça existait ! J'ai pris connaissance de ce truc via un influenceur.

Le « Facial Toner » (ou l'exerciseur de mâchoire) est un bout de caoutchouc que vous mettez dans la bouche et vous vous amusez à le mordre. Tout simplement.

Non vraiment je vous jure, ce n'est pas une blague.

Le but ? Rendre les traits de la mâchoire saillants. Il paraît que ça rend sexy.

Le prix ? Entre 2€ et 30€, parfois même plus !

Bref, prends un chewing-gum ou mange un steak ça sera la même chose.

Conclusion :

Vous utilisez déjà naturellement votre mâchoire en mangeant. De plus, quand vous mangez, vous n'avez pas l'air d'un chien qui mord dans un os contrairement à l'utilisation de ce bout de caoutchouc.

51. <u>Le masque anti-double menton</u>

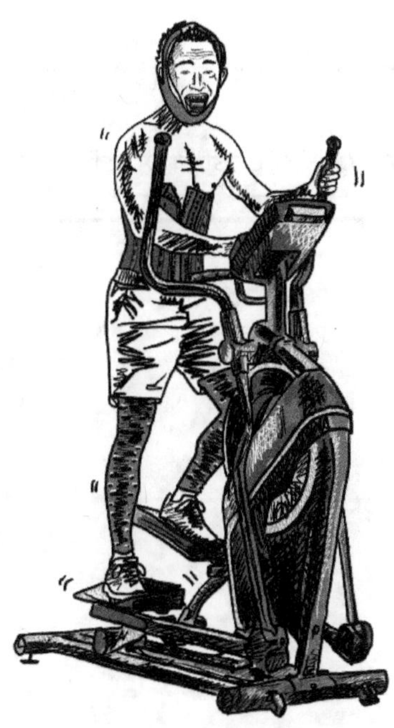

Ce qui m'embête, c'est le « cliniquement prouvé » que certains produits affichent dans les descriptions. Lorsqu'on se met à faire des recherches sur la preuve que cela marche, il est très difficile de trouver des résultats.

Cependant, j'ai trouvé un article dont l'auteur est David Picovski, qualifié par l'Ordre des Médecins en Chirurgie plastique, réparatrice et esthétique.

En cherchant les causes du double menton dans l'article, voici ce qu'il en ressort :

Il peut être due à la vieillesse, due au relâchement cutané et l'accumulation graisseuse

Sauf exception demandant un traitement plus approfondi, la cause principale du double menton est pondérale.

Ce qui m'ennuie c'est le terme « masque amincissant » utilisé sur internet. Amincissant signifie « qui fait maigrir ».

Comme précisé précédemment (voir article 4) et d'ailleurs prouvé scientifiquement[lxxv], la perte de gras n'est pas localisable. Du coup, comment est-ce possible de perdre du gras de manière localisée et ce, de manière cliniquement prouvée ?

Conclusion :

Perdre le double menton de manière localisée est impossible.

52. <u>La plaque vibrante</u>

L'utilisation de la plaque vibrante a été à la mode dans les salles de fitness il y a quelques temps et à maintenant presque disparu sauf sur internet ou télé achat quand ils la proposent.

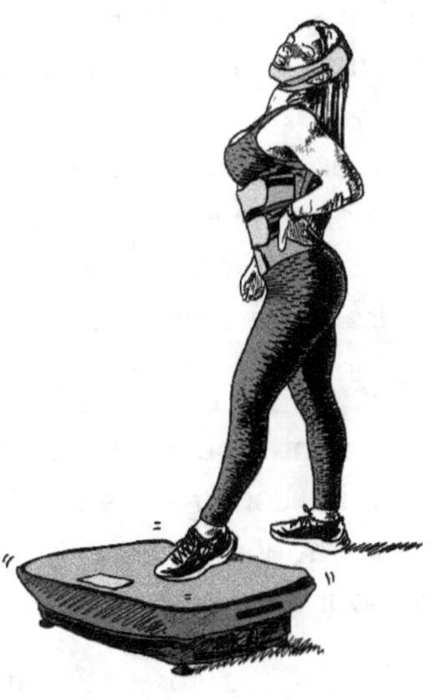

Alors... Est-ce que ça marche vraiment ?

Voici ce qui ressort de plusieurs études[lxxvi] comparatives entre un entraînement avec plaque vibrante et un entraînement classique :

Au niveau de la force et la puissance :

Pas d'améliorations significatives entre un entraînement classique et un entraînement sur plaque vibrante

Au niveau de la vitesse :

Aucune amélioration notable sur la vitesse par rapport à un entraînement classique

Au niveau de la densité minérale osseuse :

L'entraînement avec plaque vibrante permet d'augmenter la densité minérale osseuse mais ne représente que l'une des activités physiques recommandées parmi d'autres pour le traitement de l'ostéoporose. L'entraînement avec plaque vibrante peut compléter les méthodes de traitement post-ménopausique déjà connues et apporter des résultats tangibles en thérapie.

Le prix varie entre 80 et 500 € (parfois plus).

À prendre en considération :

Il est désormais bien établi que l'exposition aux vibrations peut entraîner des effets nocifs. Selon l'OSHA (Occupational & Safety Hazard Association), une exposition à long terme aux vibrations peut également provoquer des nausées, des troubles de la vision, une hyperventilation et des troubles tels que la maladie des doigts blancs (syndrome de Raynaud), le syndrome des vibrations main-bras et le syndrome du canal carpien.[lxxvii]

Cependant, nous sommes tous différents. Par conséquent, il faut aussi comprendre que la fréquence, l'intensité et la durée des vibrations seront nocives pour une personne et peut-être pas pour une autre.

Bref, la plaque vibrante peut être intéressante en complément d'un traitement (ex : ostéoporose) selon la préférence de certains patients mais n'apporte pas un changement radical dans la plupart des facteurs de performances sportives face à un entraînement classique en salle de musculation. De plus, le prix peut s'avérer être un fameux budget pour certaines personnes.

Conclusion :

Pas de différences significatives entre un entraînement classique et un entraînement avec plaque vibrante. De plus, les plaques vibrantes peuvent s'avérer nocives dans certains cas.

53. <u>Le stepper</u>

Le stepper a fait le tour sur les chaînes de télévision où on le présentait comme matériel révolutionnaire.

Vous ne voyez pas ?

Il s'agit d'une petite plateforme un peu plus grand qu'une boîte à chaussures (allez disons 2 boîtes à chaussures !) où on plaçait ses pieds dessus et le fonctionnement était similaire à l'emploi de pédales.

Bien, concernant le décompte des calories que le stepper peut afficher... On sait déjà qu'il y a de fortes chances que la dépense calorique indiquée sur l'appareil de fitness soit faussée[63]

On ne va pas cracher dans la soupe trop vite mais honnêtement, avant d'acheter un stepper... Il y a quand même la possibilité d'utiliser autre chose et sans payer le moindre euro, non ?

Il y a eu quelques recherches[lxxviii] sur le stepper afin de savoir s'il y avait une différence majeure entre utiliser un escalier ou utiliser un stepper en termes d'activation musculaire.

Résultat ? Aucune différence majeure.

Le stepper et la montée d'escalier permettent tous les deux un renforcement de l'extenseur du genou.[lxxix]

Et le prix ? Ça varie entre 40€ et 100 €

Bref, prochaine fois, sauf pathologies éventuelles, prenez l'escalier.

---

[63] Voir article 37 – chapitre 1

Et si vraiment vous désirez un stepper, favorisez un simple « step ». C'est un outil plus polyvalent qui n'a pas besoin de piles ni de batterie pour fonctionner.

À prendre en considération :

Le stepper a montré des effets bénéfiques sur les extenseurs de hanche dans un contexte particulier pour des personnes atteintes d'un AVC (accident vasculaire cérébral) et sous certaines conditions particulières en termes d'accompagnement (miroirs et soutien préventif). Cependant, cela concerne un public cible sortant du cadre traité.[lxxx]

Conclusion :

Sauf pathologies éventuelles, favorisez l'escalier ou un step classique. Ça coûte moins cher et dans le cas du step classique, c'est plus polyvalent pour les exercices (Fentes, Pompes avec mains surélevées, etc).

54. <u>Le shake qui remplace un repas</u>

Comme écrit précédemment, je ne citerai aucunes marques.

Certaines marques ont sorti un shake qui serait un substitut de repas. Ce qui signifie qu'il peut remplacer un repas.

Un shake apportant apparemment plusieurs vitamines et minéraux différents nécessaires au bon fonctionnement de l'organisme.

Le petit « + » de cette boisson ? En plus de remplacer un repas, cela permettrait de gagner du temps dans sa journée et réduire le stress.

J'aimerais maintenant revenir sur l'un des rôles principaux de la mâchoire : La mastication de la nourriture.

Même si le shake peut contenir certains « morceaux » (ce qui ne doit pas rendre les choses très agréables), je doute fortement que le rôle de mastication soit bien utilisé.

Et la mastication, à quoi ça sert ?

D'après certains articles et échanges[lxxxi] sur des personnes spécialisées en nutrition, voici à quoi contribue la mastication :

- Aide à diminuer les troubles digestifs tels que les reflux gastriques, les ballonnements, les flatulences et les maux de ventre

- Réduire la pression sur le sphincter de l'œsophage

- Une bonne mastication augmente aussi la production de salive assurant ainsi une meilleure hygiène buccale puisque la salive peut neutraliser certaines bactéries

- Importance dans la gestion du poids puisqu'elle permet une meilleure reconnaissance des signaux de faim et de satiété.

Des études ont d'ailleurs confirmé que mâcher pouvait contribuer à diminuer le risque d'obésité[lxxxii].

Bien, maintenant... Revenons aux avantages principaux du shake énoncé par les sociétés fondatrices de ce produit dont on ne peut prononcer le nom :

- Remplacer un repas par manque de temps et être moins stressé pour garder le contrôle sur la journée

- Perdre du poids (régime minceur)

N'avez-vous pas déjà entendu ou lu un spécialiste de la santé vous dire qu'il était important de prendre le temps de manger ?

Je suis tout à fait d'accord sur le fait que nous sommes aujourd'hui dans un monde où tout va très vite et que trouver du temps pour les petits plaisirs de la vie n'est pas toujours simple et que ça demande un ajustement des priorités.

Cependant, voici les problèmes que l'on peut rencontrer lorsque l'on mange trop vite afin d'avoir plus de temps sur son planning de la journée :

- Problèmes de digestion

- Troubles de satiété[64] et prises de poids

Ce sont les deux problèmes majeurs qui ressortent le plus d'après les recherches et certains spécialistes disent que ça pourrait même amener à des troubles du sommeil et de l'humeur !

---

[64] Satiété : État de quelqu'un qui est complètement rassasié

Bref, ce qui est censé vous faire rentrer dans un cercle vertueux risque plutôt de vous faire rentrer dans un cercle vicieux. Un shake ne doit pas remplacer un repas, en revanche, cela peut s'avérer être un complément intéressant dans certaines situations. En plus de ça, le prix de certains compléments peut s'avérer très coûteux.

<u>À prendre en compte :</u>

Dans certaines situations, l'alimentation « transformée et ultra-transformée » peut être intéressante. Par exemple, un patient souffrant de dénutrition peut utiliser cette solution. Tout n'est pas à jeter non-plus.

Conclusion :

Un shake doit être vu comme un complément nutritionnel et pas un substitut de repas. Apprenez d'abord à bien manger avant de vous tourner vers de l'alimentation transformée.

PARTIE 3 : « Les VERSUS »

« Bien sûr, il faut de la subtilité ; mais veillez à ce qu'elle soit évidente. » [Billy Wilder]

De nombreuses personnes encadrées lors de mes coachings m'ont posé plusieurs fois la question :

« *Pourquoi cette variante-là et pas une autre ?* »

Cette question est tout à fait légitime car la personne qu'on encadre doit savoir vers où elle se dirige en termes d'objectifs. On doit savoir répondre aux besoins mais également aux questions de l'athlète/du client.

Dans cette partie, je mets en avant les variantes de différents exercices et vous explique la sollicitation de celles-ci en espérant que cela vous sera utile et vous guidera dans vos entraînements.

55. <u>Axle Bar Deadlift VS Olympic Bar Deadlift</u>

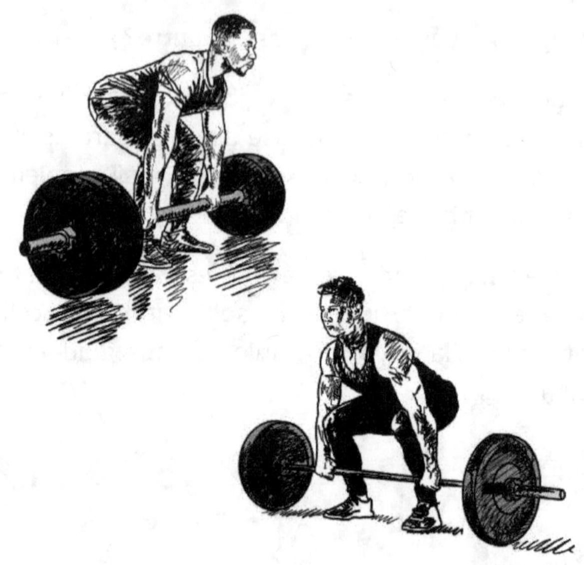

Avant de débattre sur le sujet, il est important de comprendre de quoi on parle (logique).

Ici, ce n'est pas l'exercice où on apporte une variante mais bien le matériel.

La axle bar, connu également sous le nom de fat bar, est très réputée dans le monde du Strongman. Sa particularité, contrairement à une barre olympique (barre « classique » qu'on retrouve dans les salles de musculation) est le diamètre. En effet, celui-ci sera plus gros qu'une barre « classique », ce qui mettra votre grip à rude épreuve.

Mais dans le cas du Deadlift, quel est l'intérêt de travailler avec une axle Bar ?

Il n'y a pas un intérêt mais plusieurs.

Selon Charles Poliquin, précurseur dans la préparation physique et le développement de la force, travailler avec des barres plus épaisses permet une plus grande activation d'unités motrices. Plus particulièrement les fibres à contraction rapide.

Mais ce n'est pas tout. Une recherche scientifique m'a interpellée concernant le travail avec « fat grip » (épaisseur de prise). Cette recherche consistait à analyser les effets d'une prise plus épaisse sur les performances de golfeurs de division I[lxxxiii] sur une période 8 semaines.

Les résultats furent surprenants :

- Force de préhension améliorée de manière significative avec une prise plus épaisse.

- Meilleur transfert général sur la discipline sportive contrairement à un entraînement traditionnel.

Cependant, cet outil demande une certaine expérience en tant qu'athlète avant de pouvoir l'utiliser. De plus, il ne s'agit que d'une étude.

Bien que toutes les salles (malheureusement), ne possèdent pas d'axle bar, il est possible de trouver des « fat grip » à un prix raisonnable. Il s'agit de prises qui s'insèrent sur une barre ou des haltères qui permettront d'avoir une prise plus large pour vos entraînements.

Concernant les fat grip[lxxxiv], une recherche a utilisé cet outil sur des hommes entraînés pour examiner ses effets sur l'activation et la force musculaire. Les athlètes avaient pour but de réaliser une répétition maximale sur une barre olympique sur les mouvements de deadlift (soulevé de terre), bent over row (tirage buste penché), upright row (tirage menton), concentration curl (biceps curl avec le coude en appui sur la jambe) et réaliser une série de tractions jusqu'à l'échec. Les athlètes devaient réaliser ce protocole avec les fat grip et sans les fat grip. Tout a été mesuré avec des EMG[65]. Ce que l'on a pu observer, c'est que la force 1 RM[66] était fortement diminuée avec les fat grip ainsi que le nombre de répétitions maximum sur les tractions. En revanche, l'activité musculaire électromyographique a été significativement augmentée dans les muscles de l'avant-bras et de l'épaule mais significativement diminuée dans les muscles du bras avec l'utilisation du fat grip pendant le soulevé de terre, le tirage buste penché et les tractions. Aucune différence par contre pour les exercices « upright row » et « concentration curl ». Les différences de force maximale, de performances de traction et d'activité EMG avec l'utilisation de fat grip peuvent être dues aux différentes positions de longueur musculaire. Bien que l'entraînement fat grip puisse augmenter l'activation neuromusculaire, l'étude tend à nous dire qu'une diminution de la force musculaire peut entraîner la prescription de faibles charges d'entraînement qui peuvent ne pas être idéales pour développer la force musculaire.

<u>À prendre en compte :</u>

- La force de préhension est un indicateur de prévention de la sarcopénie[67].

- Plusieurs recherches ont également voulu analyser les effets du travail isométrique sur la santé cardio-vasculaire. Les principaux résultats de cette méta-analyse sur données individuelles ont montré que l'entraînement isométrique permet de diminuer de manière significative les pressions

---

[65] Pour rappel, les EMG (activité électro-myographique) sont des indicateurs mais ne prédisent pas pour autant l'hypertrophie

[66] 1 RM = Une répétition maximale

[67] Sarcopénie : perte progressive et élevée de la masse, de la force et de la fonction musculaires au cours du vieillissement

artérielles systolique[68], diastolique[69], et moyenne. Cela ne concerne pas à proprement parler le travail à la axle bar ou aux fat grips mais les fat grips peuvent être des outils intéressants puisqu'ils peuvent généralement être réalisés n'importe où, n'importe quand, en position assise et sont facilement accessibles à tout public, notamment aux personnes ayant des problèmes de mobilité (ou antécédents médicaux/pathologies) qui ne pourraient pas commencer immédiatement par un programme d'entraînement cardiovasculaire (marche, course à pied, vélo, natation, etc.) ou par un programme de renforcement musculaire. Quelques dizaines de minutes par semaine de travail isométrique sur 1 ou 2 exercices maximum à intensité relativement faible (20-30% de contraction maximale volontaire) suffisent à apporter des bienfaits cliniques sur l'état de santé de personnes souffrant d'hypertension[lxxxv].

- Une recherche[lxxxvi] a réalisé un test de force de préhension de la main. Celui-ci s'est avéré être un indicateur fiable de la force générale du corps dans la population générale. Cette étude visait à déterminer si le test de préhension de la main était un prédicteur valide de la force parmi une population de powerlifters[70] compétitifs. Les compétiteurs participaient soit en équipé, soit en non-équipé sur le squat, le développé couché et le deadlift. Les résultats de la recherche suggèrent que la

---

[68] La pression artérielle systolique est la valeur de la pression dans l'artère au moment où le cœur se contracte.

[69] La pression diastolique la valeur de la pression dans l'artère lorsque le cœur est au repos entre deux contractions.

[70] Les sujets étaient des powerlifters compétitifs inscrits à une compétition au niveau de l'État. Des mesures de taille, de poids, de composition corporelle et de force de préhension ont été prises avant le début de la compétition.

force de préhension est un bon indicateur de la force corporelle totale chez les haltérophiles non-équipés compétitifs.

Conclusion :

Le travail avec « Fat Grip » semble bénéfique pour certaines situations. Des outils comme le fat grip ou la axle bar peuvent être utiles dans le cas de mitigation du risque de maladies cardio-vasculaires. L'entraînement de la force de préhension n'est pas à négliger mais ne doit pas altérer avec l'objectif principal.

56. <u>Front Squat VS Back Squat (high bar)</u>

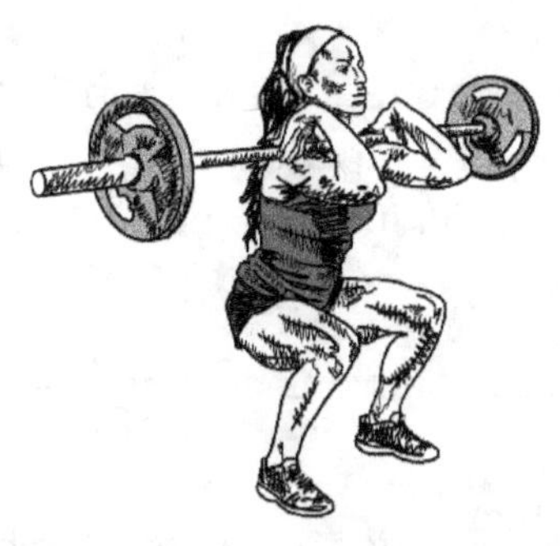

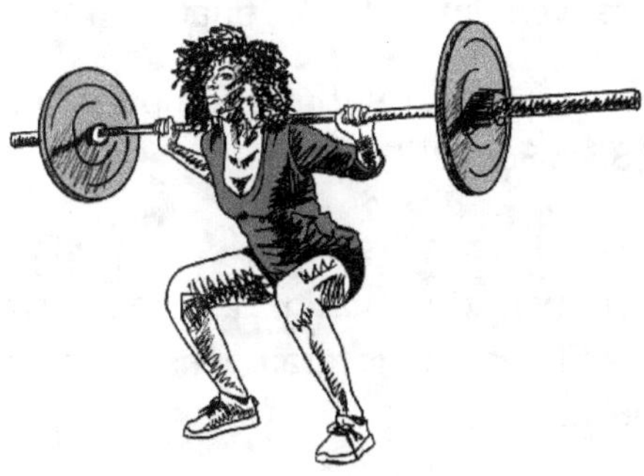

Sans aucun doute le « duel » qui ressort le plus. Très certainement le plus connu de tous les pratiquants de musculation.

La différence majeure ? La répartition de la charge. Sur le Back Squat, la barre est posée « derrière » vous. Sur le Front Squat, en revanche, elle est positionnée devant.

Concrètement, qu'est-ce que ça change ?

D'après les recherches et analyses EMG (électromyographie), voici ce qui en ressort :

- Le Front Squat permet une meilleure activation des quadriceps dans son ensemble contrairement au Back

Squat.[lxxxvii] Cela s'explique par la comparaison de l'inclinaison du buste entre les deux mouvements.

- Le Back Squat et le front squat ont une activation similaire sur les ischio-jambiers. Très légèrement supérieure en faveur du Back Squat mais pas de manière significative (peu importe la profondeur de travail).[lxxxviii]

- Le Back Squat demande en général moins de mobilité sur la chaîne scapulaire que le Front squat.

- Le Front Squat permet une réduction du stress lombaire comparativement au Back Squat.

- Le Front Squat permet une compression du genou plus faible que le Back Squat.[lxxxix]

Si on regarde tous les bienfaits que le Front squat concernant le recrutement des quadriceps, on pourrait penser qu'il s'agit d'un exercice qui nous ferait penser à la poule aux œufs d'or. Et pourtant...

Il y a une différence entre les études et le terrain. L'un ne va pas sans l'autre bien sûr mais il faut prendre certaines choses en considération :

- Si vous avez des douleurs à la clavicule lors du front squat et que vous ne placez pas correctement la barre sur vous, cela peut jouer sur le résultat final de manière négative.

- Même sur du Front Squat, si vous inclinez trop le buste vers l'avant, les résultats seront altérés pour le recrutement des quadriceps et il vaudra mieux alors réaliser du Zercher Squat ou du Back Squat avec les talons relevés[71].

---

[71] Zercher Squat & Back Squat avec talons relevés : il ne s'agit là que de deux exemples parmi une multitude de solutions possibles.

- Si vous manquez de mobilité au niveau de vos épaules et que vous avez des tensions au niveau du bas du dos, le Suitcase Squat/Farmer Squat avec les talons relevés peut être une alternative intéressante pour vous également.

Conclusion :

Le Front squat recrute mieux les quadriceps et apporte moins de compression aux genoux que le Back Squat. Cependant, si l'exercice est mal exécuté, ces résultats peuvent être altérés.

57. <u>Hip Thrust VS Conventional Deadlift</u>

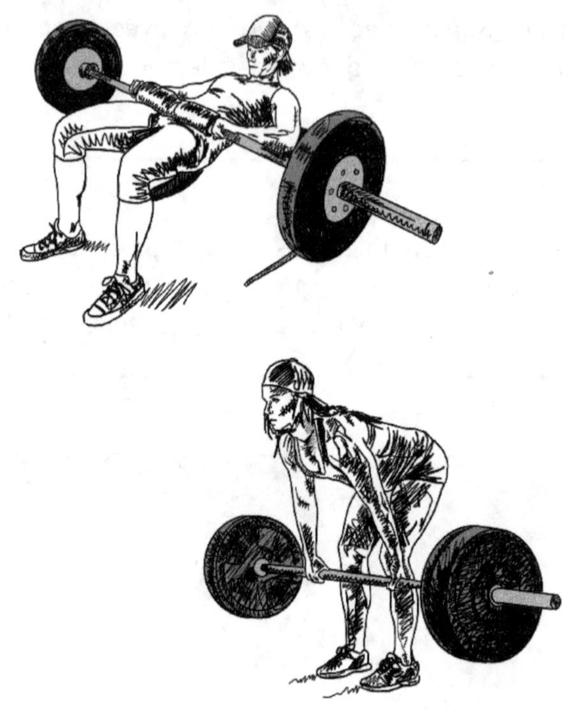

Nous savons que le Hip Thrust et le Conventional Deadlift[72] (avec barre olympique) travaillent majoritairement la chaîne postérieure. Cependant, quelques différences sont à prendre en compte :

- Le Hip Thrust est un bon exercice d'isolation qui permet de maximiser la contraction de ces muscles en fin de phase concentrique concernant le travail des grands fessiers. Le recrutement des fessiers est légèrement supérieur au Deadlift.[xc]

---

[72] Conventional Deadlift : soulevé de terre traditionnel

- Le bras de levier du Hip Thrust est moins important que le Deadlift pour le bas du dos et les hanches.

- Le Deadlift permet un meilleur recrutement que le Hip Thrust et ce, de manière significative sur les ischio-jambiers avec une charge moins lourde que sur l'exercice du Hip Thrust (différence d'approximativement 20%)

- La différence au niveau de la sollicitation du biceps fémoral (muscle des ischio-jambiers) entre le Soulevé De Terre barre olympique et le Hip Thrust est principalement due au début de la phase concentrique

- Le Hip Thrust permet de charger relativement lourd sans nécessiter d'un apprentissage technique aussi important que pour le Soulevé De Terre

- Le Hip Thrust permet d'améliorer significativement les performances à direction horizontale (ex : sprint)[xci]

- Pas de différence significative entre le Hip Thrust et le Deadlift concernant le recrutement des érecteurs du rachis sur les différentes phases du mouvement

Conclusion :

Le Hip Thrust a tout à fait sa place dans la préparation physique et a montré de sérieux intérêts pour les performances à direction horizontale. Il accroît le recrutement des fessiers contrairement à son homologue Deadlift pour le travail de la chaîne postérieure. Cependant, le Deadlift permet un meilleur recrutement sur le biceps fémoral.

58. <u>Pull Ups VS Chin Ups (traction pronation VS traction supination)</u>

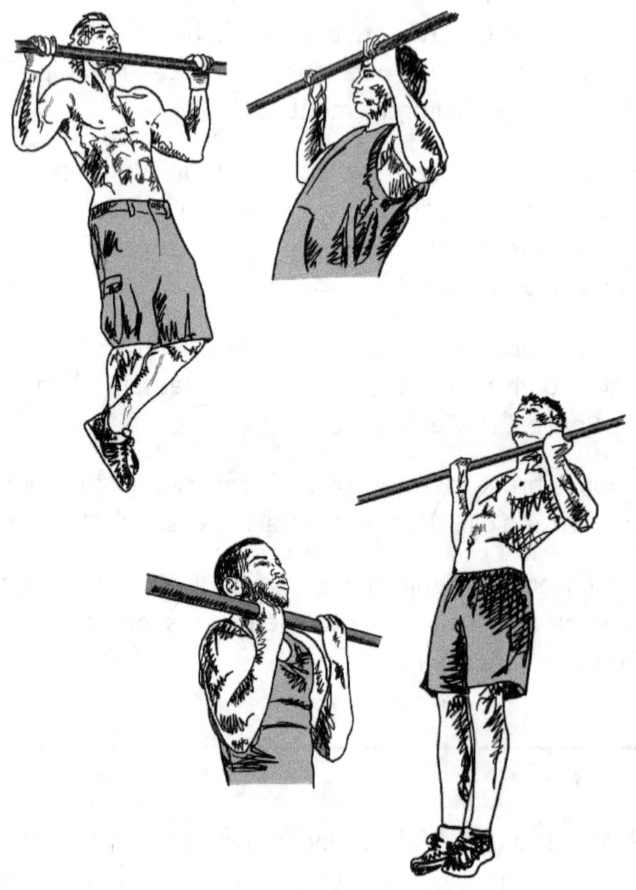

« Coach pourquoi est-ce qu'on fait cette prise-là ? »

C'est une question qui revient fréquemment et c'est normal de la poser !

Je n'ai pas mis en avant la traction prise neutre (également appelée « Perfect Pull Ups ») mais je ferai une mention à celle-ci dans cet article.

- Entre les Chin Ups et les Pull Ups[xcii], il y a une différence de recrutement musculaire concernant le biceps brachial, le trapèze inférieur et le grand pectoral.

- Il n'y a pas de différence majeure concernant le recrutement du grand dorsal ni les érecteurs du rachis entre les deux variantes de tractions

- Le grand pectoral et le biceps brachial (bras) sont plus sollicités lors des tractions supination

- Le trapèze inférieur est plus sollicité lors des tractions pronation

Ce qui est important à comprendre et que j'ai d'ailleurs moi-même déjà réalisé lors de mes coachings, c'est qu'il est possible d'adapter la prise en fonction d'une blessure et de garder un recrutement des dorsaux « équivalent ».

Concernant les tractions en prise neutre dont je n'ai pas fait la comparaison par rapport aux tractions supination et pronation, il faut savoir qu'elles permettent :

- Un meilleur recrutement du grand dorsal[xciii] (par rapport aux tractions supination et pronation)

- Un recrutement du grand pectoral similaire par rapport aux tractions supination.

– Un recrutement du deltoïde postérieur supérieur par rapport à la prise supination.

Je vous vois venir... Donc j'anticipe !

« Ah ben si la prise supination est plus facile pour moi coach, pourquoi tu ne me la donnes pas dans la programmation étant donné que le recrutement des dorsaux est similaire ? »

C'est logique, je ne vous en veux pas. Voici ma réponse :

Bien que se rapprocher de manière trop spécifique du geste sportif ne soit pas mon approche de la préparation physique et du coaching (je pense que déspécialiser le geste sportif aura un meilleur avantage pour l'athlète mais tout dépend du contexte et de la période). Il ne faut pas se retrouver à l'opposé non plus. Il faut garder en tête qu'une certaine similitude des situations quotidiennes que l'on peut rencontrer dans la vie de tous les jours ou dans la discipline sportive a son importance.

Quoi de mieux que de l'illustrer par quelques exemples ?

Avez-vous déjà vu un athlète d'escalade grimper en prise supination ?

Avez-vous déjà vu un athlète de street lifting réaliser un Muscle Up le plus lourd possible en prise supination en compétition ?

Avez-vous déjà vu un athlète de CrossFit réaliser des Kipping Pull Ups en prise supination ?

Il est très rare de pouvoir surmonter un obstacle avec une prise supination.

Conclusion :

Peu importe la prise utilisée, le recrutement du grand dorsal est similaire entre la prise supination et la prise pronation sur les tractions. La prise supination permettra un meilleur recrutement sur les biceps brachiaux tandis que la prise pronation permettra un meilleur recrutement sur les trapèzes inférieurs.

59. <u>Reverse Hyperextension VS Back Extension</u>

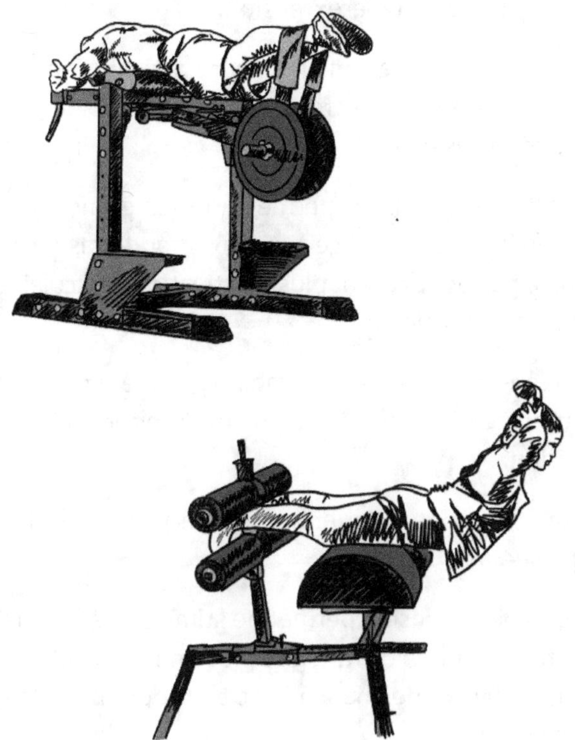

Il s'agit ici de deux exercices similaires mais qui diffèrent en plusieurs points et c'est ce qu'on va voir de plus près.

Le Back Extension est davantage popularisé dans les salles de CrossFit et salles de musculation traditionnelle que le Reverse Hyperextension.

Le Reverse Hyperextension a été popularisé par Louie Simmons de Westside Barbell. D'après lui, le Reverse Hyperextension permettrait une décompression du bas de la colonne vertébrale.

Mais en quoi diffèrent-ils ? Une étude[xciv] a comparé les deux outils fitness en gardant la même charge de travail pour le Back Extension et le Reverse Hyperextension.

- Le Back Extension permet une meilleure activation du grand glutéal (fessiers) et du biceps fémoral (ischio-jambiers) que le Reverse Hyperextension.

- Le Reverse Hyperextension permet un plus grand moment d'extension du bas du dos grâce à un plus grand bras de levier. Cela n'apporte pas pour autant plus d'activation musculaire par rapport au Back Extension.

- Le Back Extension possède une moins grande amplitude de mouvement entre la cuisse et le tronc par rapport au Reverse Hyperextension.

- Le Reverse Hyperextension entraîne une plus faible flexion lombaire que le Back Extension

- Le Reverse Hyperextension permet de stimuler les muscles de la même manière tout en offrant une plus grande amplitude de mouvement au niveau des hanches et en réduisant celle-ci au niveau lombaire

<u>À prendre en compte :</u>

 Les chercheurs ont égalisé les charges entre les deux exercices. Or, du fait de l'élan lors du Reverse Hyperextension, il sera probablement plus intéressant de charger plus sur cet exercice. Louie Simmons recommande généralement de charger d'une valeur équivalente à 50% de la charge utilisée lors de vos séries de squat[xcv].

Conclusion :

Le Reverse Hyperextension permet de diminuer la flexion lombaire tout en augmentant l'amplitude de mouvement au niveau de la hanche. Il permet ainsi de stimuler les muscles de la même manière (comparativement au Back Extension) et offre une plus grande amplitude de mouvement au niveau des hanches tout en réduisant l'amplitude au niveau lombaire.

60. <u>Good Morning VS Deadlift</u>

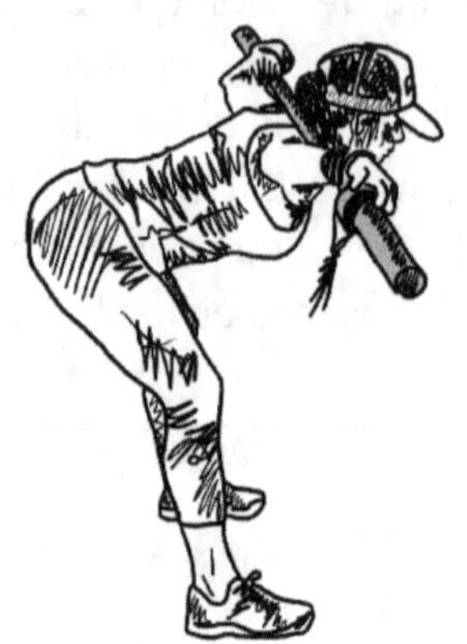

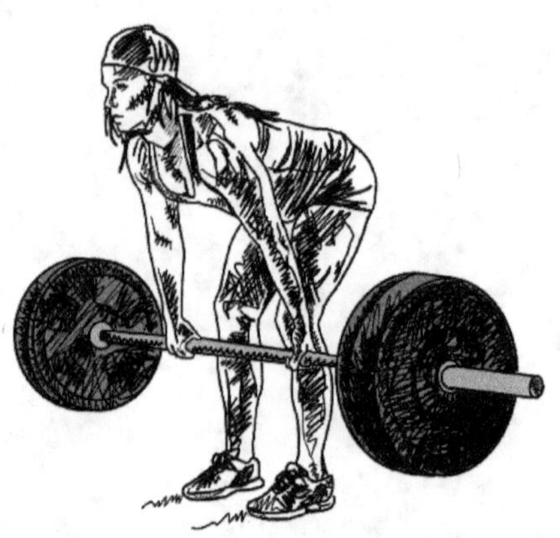

Les mouvements sont similaires mais la répartition de la charge est différente. Le Good Morning est un exercice parfois délaissé des salles de musculation. Est-il pour autant inutile par rapport au Deadlift ? C'est ce que nous allons voir :

- Le Deadlift et le Good Morning permettent tous les deux le recrutement des ischio-jambiers, des fessiers, du bas du dos et des adducteurs.

- Le Deadlift permet d'avoir une charge plus élevée que le Good Morning dû à la répartition de la charge par rapport au corps.

- Pour réduire considérablement le risque de blessure lié à une rupture du ligament croisé antérieur (LCA), les chercheurs suggèrent de travailler le Good Morning plutôt que le Deadlift[xcvi]

- Le Good Morning utilise une plus petite amplitude de mouvement au niveau de la hanche et du genou. Ce qui permettrait un meilleur recrutement des ischio-jambiers comparativement à un Deadlift dans le cas où la charge serait identique sur les deux exercices.[xcvii]

Conclusion :

Dans le contexte d'une réduction de risque de blessure lié à une rupture du LCA, le Good Morning est plus intéressant que le Deadlift. Pour les athlètes de force athlétique, CrossFit et haltérophilie principalement, le Good Morning peut être intéressant en complément des exercices principaux mais le Deadlift reste primordial pour performer dans ces disciplines.

61. <u>Shoulder Press (Barre) VS Shoulder Press (haltères)</u>

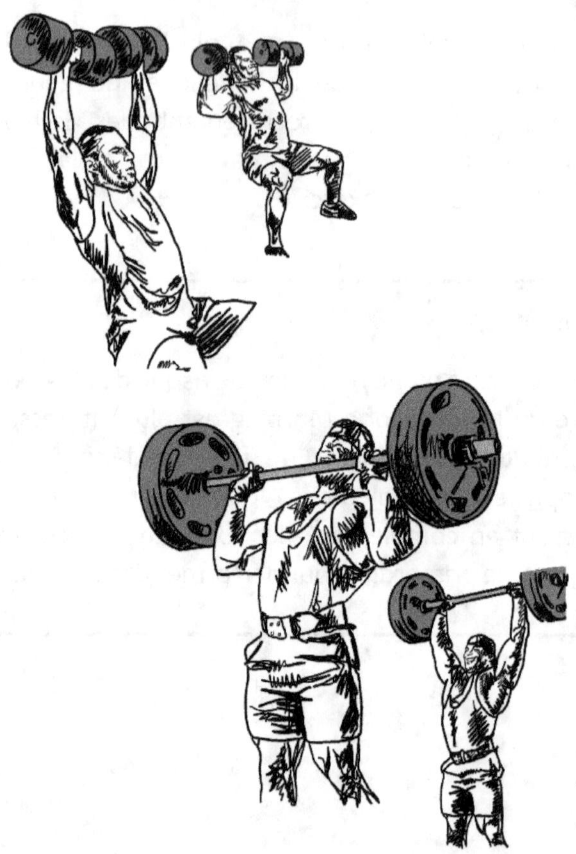

Le Shoulder Press (ou Développé Militaire) est un exercice qui vise à développer les muscles des épaules.

Mais quelle est la variante la plus efficace en termes d'activation musculaire ?

Pour le savoir, une recherche scientifique[xcviii] a comparé l'exercice Shoulder Press avec des haltères et une barre mais également en variant les positions de départ (debout et assis).

Voici ce qui en ressort :

Pour le Deltoïde antérieur :

- Position assise : Le Shoulder Press avec haltères a une activation supérieure de 11% comparativement au Shoulder Press à la barre

- Le Shoulder Press avec haltères en position debout a une activation supérieure de 8% par rapport à la position assise

- Le Shoulder Press avec haltères en position debout est significativement supérieure (15%) par rapport au Shoulder Press avec la barre en position debout en ce qui concerne l'activation musculaire

Pour le deltoïde latéral :

- Le Shoulder Press à la barre a une activation neuromusculaire supérieure de 7% lorsque celui-ci est réalisé en position debout comparativement à la position assise.

- Lorsqu'il est réalisé en étant debout, le Shoulder Press aux haltères est supérieure de 7% par rapport à son homologue à la barre.

- La position debout est meilleure de 15% par rapport à la position assise lorsqu'on réalise l'exercice aux haltères.

Pour le deltoïde postérieur :

- Le Shoulder Press aux haltères en position debout est supérieur de 24% par rapport au à la position assise avec les haltères.

<u>À prendre en compte :</u>

Contrairement aux haltères, la barre permet de porter des charges plus lourdes à long terme mais cela requiert un certain niveau.

Ce qui est important de prendre en compte dans cette recherche est l'activation neuro-musculaire. Il semble qu'on bénéficie d'une plus grande activation dans une posture avec moins de stabilité. Or, on sait que l'instabilité est plutôt un désavantage pour l'hypertrophie.

Conclusion :

Selon cette recherche, le Shoulder Press aux haltères en position debout permet la meilleure activation neuromusculaire pour l'entièreté des épaules. En revanche, cela ne semble pas être la solution la plus adaptée pour le développement de la force et de l'hypertrophie. Il serait plus judicieux dans cette optique de favoriser une surface stable et d'appliquer les bases de la surcharge progressive.

 <u>Courir sur tapis VS Courir à l'extérieur</u>

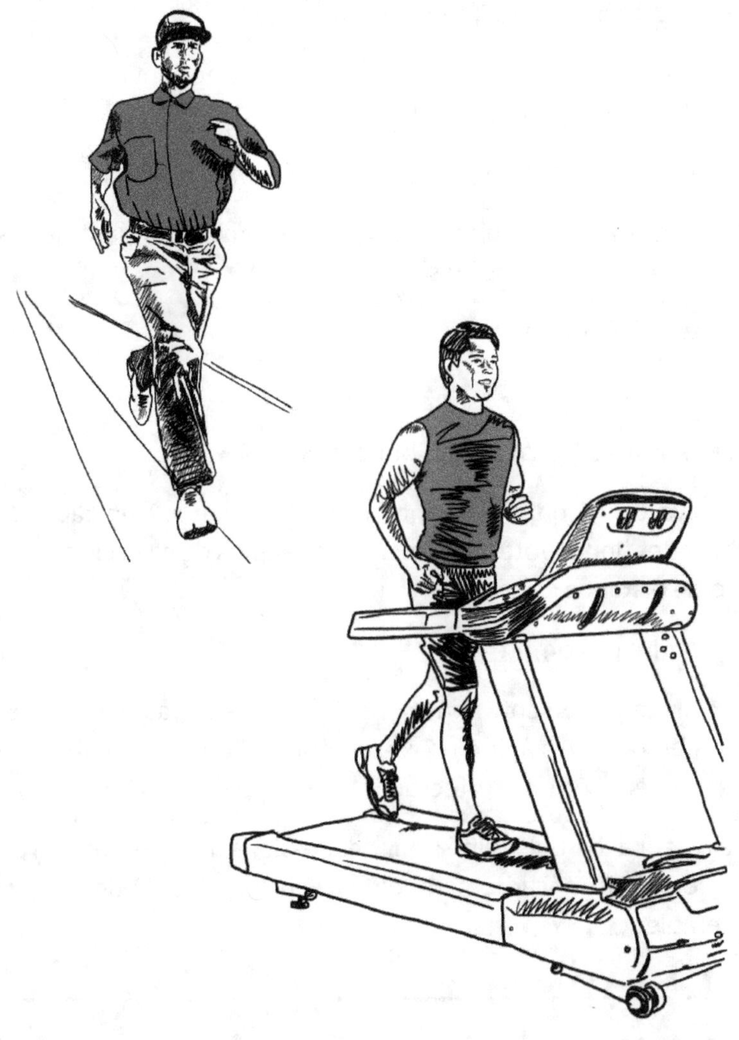

On ne va pas tourner autour du pot en vous donnant directement la meilleure alternative ! Allez courir dehors !

Pourquoi ?

- C'est gratuit (ben oui, c'est un avantage !)

- Courir en plein air dépense plus de calories que courir sur tapis (environ 10% supplémentaires)

Comment cela se fait-il ?

En extérieur, nous sommes confrontés à certains paramètres qu'on ne retrouve pas en salle :

- Le temps (ex : vent)

- Les pentes

- Les surfaces (rocailleuses, boueuses, etc)

Cela va donc fournir davantage d'effort que sur un tapis de course et donc (potentiellement) brûler plus de calories pour la même distance effectuée.

<u>À prendre en compte :</u>

Sur un tapis roulant, l'effort réalisé ne vient pas des jambes mais du tapis. Il s'agit d'un roulement cyclique, Ce qui favorise légèrement l'effort à effectuer.

Cela peut avoir une utilité pour des sessions d' »effort modéré » ou lors d'un encadrement d'un client atteint d'obésité par exemple.

Conclusion :

Excepté certains cas particuliers pour un effort modéré ou une maladie... S'il ne fait pas mauvais, profitez du beau temps !

63. <u>Entraînement à la maison VS Entraînement en salle</u>

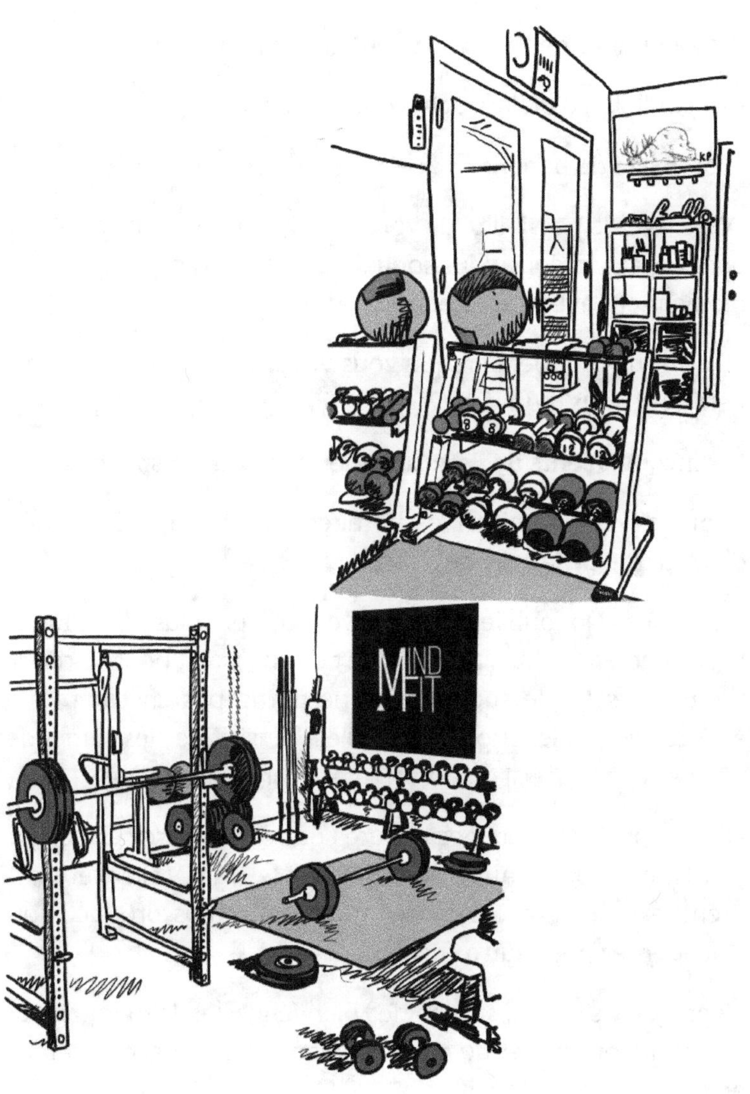

Le but n'est pas de dire que l'un est meilleur que l'autre. Cependant, il y a quelques points qui peuvent être intéressants à prendre en compte pour l'entraînement en salle ou à la maison.

Les avantages de l'entraînement en salle de sport :

- Disponibilité d'un large choix de matériel

- Possibilité de bénéficier de conseils de coachs

- Vous avez la possibilité de vous faire assurer par une personne ou un coach lorsque vous souhaitez tester vos capacités sur un mouvement avec une charge lourde

- L'effet de groupe. Lorsque vous voyez les autres s'entraîner. Cela peut vous motiver.

Les inconvénients de l'entraînement en salle de sport :

- Vous devez organiser vos horaires en fonction des horaires d'ouverture de la salle de sport

- Le coût. On oublie bien souvent qu'en plus du coût de l'abonnement, il y a également le coût du trajet pour se rendre jusqu'à la salle de sport. Et on ne prend pas en compte les éventuelles indexations annuelles ainsi que les amendes d'excès de vitesse si on est en retard sur son planning !

- Le temps. En dehors des minutes que vous passez en salle de sport pour votre entraînement, il y a le trajet (aller-retour) à prendre en compte. C'est peut-être du temps productif que vous perdez pour autre chose !

- Bien que les conseils soient les bienvenus, les Jean-Patrick qui viennent vous parler du dernier épisode de leur série préférée en plein effort… Non merci !

- La propreté de la salle.

- Les fermetures non désirées des salles de sport. Que ça soit dû à une pandémie, des travaux ou autre. Ce n'est pas toujours voulu mais ce sont des entraînements perdus !

- La monopolisation des machines

- Le manque d'intimité (ex : le regard des autres)

Les avantages de l'entraînement à domicile :

- Gain de temps. Pas besoin de se déplacer ! Vous avez la possibilité de gagner du temps sur votre journée et être plus productif sur votre journée. Ce qui peut également amener moins de stress.

- Gain financier. En ce qui concerne les frais à fréquence régulière (ex : abonnement mensuel), vous n'en avez plus ! Dans certains cas, vous ne perdez pas d'argent dans le carburant pour vous rendre à la salle si vous utilisez une voiture.

- Personne ne va vous déranger.

- Vous pouvez mettre la musique que vous voulez. OK, il y a les écouteurs. Mais cela nous est déjà arrivé à tous de se retrouver avec une batterie faible en salle de sport ou simplement d'oublier notre casque/écouteur. À la maison, plus de problèmes !

- Vous pouvez choisir votre matériel fitness. Contrairement à ce qu'on pourrait penser, il n'y a pas besoin de matériel à 30 000€ pour s'entraîner efficacement et avoir une progression à long terme.

- Vous pouvez aussi progresser à domicile. Qu'on s'entende bien, au fur et à mesure du temps, il faudra investir du matériel à la maison. Cependant, il faudra avoir des méthodes d'entraînement efficace.

Les inconvénients de l'entraînement à domicile :

- La sécurité : Lorsque vous prévoyez de porter une charge lourde, se faire assister n'est pas possible sauf si vous faites venir un ami chez vous. Il faut faire attention.

- À moins d'être autodidacte, votre apprentissage sera plus lent que si vous vous entourez.

- Absence de professionnels pour vous encadrer

- La place. Une pièce de 25-30m2 est idéale pour un home gym mais tout le monde n'en bénéficie pas. Vous pouvez vous entraîner dans un espace plus petit bien sûr en espérant que vous n'êtes pas claustrophobe.

- L'exploitation de l'espace. Nous n'avons pas tous la possibilité d'exploiter le sol, les murs et/ou le plafond pour y mettre un rack, des anneaux ou un espace de rangement (sauf si vous êtes propriétaire ou que vous avez l'accord du propriétaire en tant que locataire pour faire des travaux).

- La motivation. Certains ont du mal à trouver la motivation à s'entraîner à la maison car ils ne bénéficient pas d'une pièce unique dédiée à l'entraînement. Effectivement, s'entraîner entre la table du salon et la cuisine n'est pas pratique. Bien que je pense que la discipline domine l'aspect motivationnel (ce qui doit être fait sera fait. Peu importe comment, peu importe quand et peu importe où), il est évident que s'entraîner dans un espace dédié spécifiquement pour l'activité physique est plus simple et plus motivant que s'entraîner dans une pièce qui n'est pas dédiée pour le sport.

Conclusion :

Il y a des avantages et des inconvénients en salle comme à domicile. Faites le choix qui vous correspond !

64. <u>Machines VS Poids Libres</u>

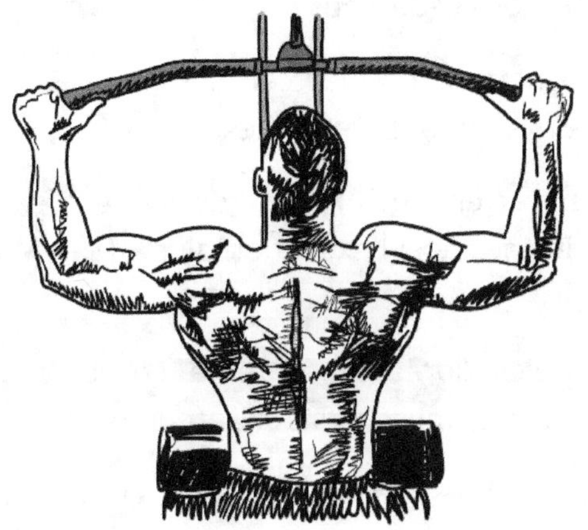

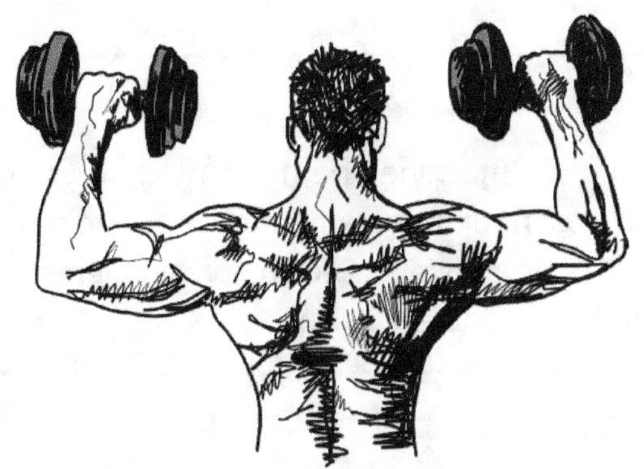

Il ne s'agit pas de dire qu'un travail est meilleur que l'autre selon le matériel utilisé. Une machine a tout à fait sa place dans l'entraînement et peut-être intéressante dans certaines situations.

Quels sont les avantages et éventuels inconvénients ?[xcix]

C'est ce que nous traitons ci-dessous :

- Les machines permettent d'isoler certains muscles car les muscles stabilisateurs sont moins sollicités.

- Les poids libres permettent une plus grande variété d'exercice par rapport aux machines (ex : l'exécution d'un « Man Maker » avec des haltères)

- Le travail aux poids libres améliore la coordination et l'équilibre en sollicitant les muscles stabilisateurs.

- Le travail aux poids libres permet une plus grande variété d'angles de travail sur certains mouvements.

Conclusion :

Bien que les machines permettent d'isoler certains muscles, elles imposent un mouvement qui peut ne pas sembler naturel pour certains individus. Elles restent malgré tout intéressantes dépendant de l'objectif visé.

65. <u>Entraînement en Occlusion VS Entraînement Classique</u>

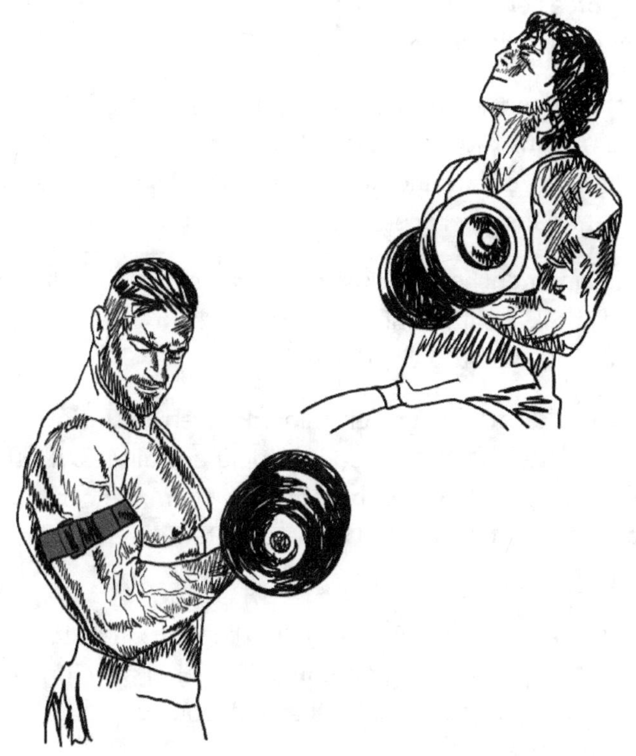

Nous savons déjà ce qu'est un entraînement classique. Mais l'entraînement en occlusion, c'est une autre histoire !

Avant de comparer les deux, voici quelques explications sur l'entraînement en occlusion (mais aussi l'occlusion en dehors de l'entraînement !) :

L'entraînement en occlusion, aussi appelé B.F.R. (Blood Flow Restriction) consiste à couper le flux sanguin veineux d'un membre, tout en permettant le flux sanguin artériel dans un membre. Ce qui va permettre d'engendrer « le pump », en gros, la congestion. L'entraînement en occlusion se réalise en mettant une bande ou un élastique qui entoure les membres (bras ou jambes).

Qu'apporte l'entraînement en occlusion comparativement à un entraînement classique ?[c]

- L'entraînement en occlusion favorise l'hypertrophie avec une charge moins lourde que l'entraînement classique (le programme d'entraînement joue évidemment un rôle important dans ce processus).

- L'entraînement en occlusion entraîne les muscles et les tendons.[ci] Il peut donc être intéressant de l'utiliser en complément d'un travail principal[cii]

- Les gains de force sur l'entraînement en occlusion ne sont constatés que chez les personnes déjà entraînées. Il est donc préférable pour un débutant de commencer par un entraînement « traditionnel » que directement se tourner vers le B.F.R.

- L'entraînement B.F.R. permet d'arriver à l'échec plus rapidement qu'un entraînement traditionnel avec une charge similaire. Ce qui peut être intéressant pour un gain de temps dans les séances[ciii]

- L'entraînement en occlusion peut optimiser vos entraînements à domicile lorsque vous avez peu de matériel

- En dehors de l'entraînement, le travail en occlusion permettrait d'optimiser la récupération[civ]

<u>À prendre en compte :</u>

Il ne semble pas avoir de danger lié au travail en occlusion lorsque toutes les consignes concernant ce type d'entraînement sont respectées. Si vous avez un doute sur son utilisation ou que vous ne savez pas comment l'utiliser, il est conseillé de demander l'avis d'un médecin et d'un coach.

Conclusion :

L'entraînement en occlusion peut être un complément intéressant de votre entraînement principal. De plus, celui-ci peut s'avérer particulièrement efficace suite à une blessure pour conserver ses gains musculaires ou lors des phases de décharge (deload) dans votre programmation d'entraînement.

66. <u>Isométrie surmontoire VS Isométrie Fonctionnelle</u>

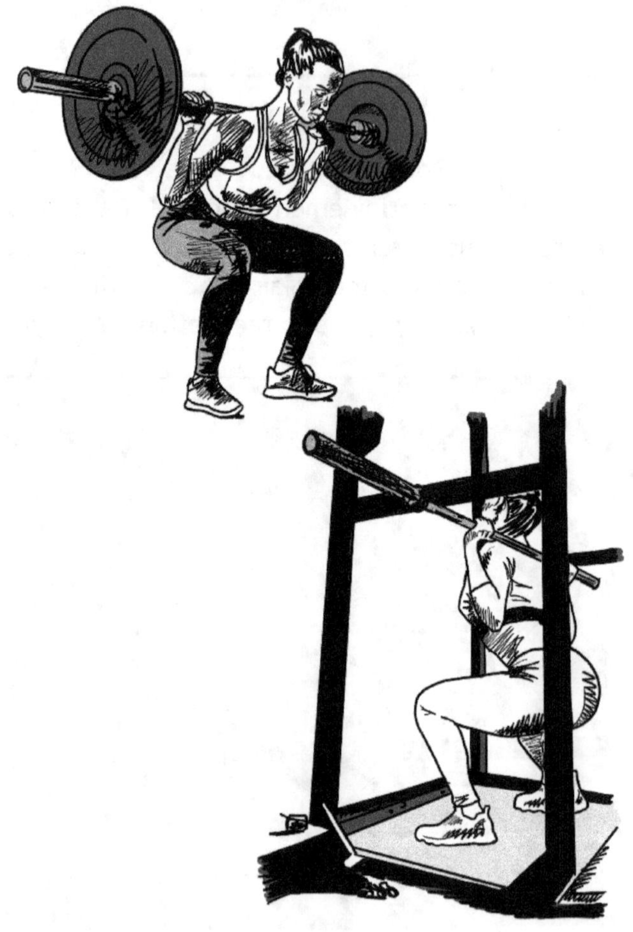

Voici des méthodes d'entraînement intéressantes ! Pour comprendre ces méthodes, il est important de comprendre les bases. Avant de parler de l'isométrie surmontoire (que vous connaissez peut-être sous le terme anglais « Overcoming Isometric ») et l'isométrie fonctionnelle (connue également sous le nom de « Yielding Isometric »)... Il faut d'abord comprendre ce qu'est l'isométrie et pourquoi elle peut être utilisée avant de parler des méthodes liées à celle-ci !

L'isométrie :

L'isométrie correspond à une contraction durant laquelle les points d'insertion d'un muscle restent immobiles et où les leviers ne bougent pas, pour résister à une charge qui est fixe (additionnelle ou gravité).[cv]

Exemples d'exercices : Back Squat pause, Plank, ...

Les avantages de la contraction isométrique sont multiples, en voici quelques-uns[cvi] :

- Intérêt pour l'hypertrophie

- À partir de 1 à 2 secondes de travail isométrique, il y a une limitation de l'énergie élastique à produire dans la phase concentrique. Il y a donc un intérêt pour la force de démarrage.

- Il y a une spécificité du gain de force à l'angle entraîné (Il est important de considérer qu'un travail de force isométrique à une grande longueur du muscle semble bénéficier d'un meilleur transfert sur toute l'amplitude du mouvement)

- Améliore la mobilité

<u>À prendre en compte :</u>

On considère qu'il y a une perte de force de 5 à 10% pour chaque seconde pré-concentrique[73] au-delà de 2 secondes.

Bien. Maintenant que nous en savons davantage sur le travail isométrique, nous pouvons désormais comparer les deux

---

[73] Avant la phase concentrique d'un mouvement

méthodes de ce type de travail. À savoir, l'isométrie surmontoire et l'isométrie fonctionnelle.

L'isométrie surmontoire :[cvii]

Elle consiste à pousser une faible charge (ex : barre à vide) contre une résistance qui ne peut pas bouger (ex : Pousser une barre olympique vide en Back Squat contre un rack). L'objectif ici est de pousser le plus fort possible selon ses capacités (mettre une intention de vitesse maximale). L'avantage principal de cette méthode permettrait un gain de force sur l'angle entraîné en permettant un grand recrutement de fibres musculaires sur la phase concentrique. Cette méthode a un aussi intérêt pour les athlètes en cours de saison car elle permettrait de préserver sa force sans créer trop de fatigue musculaire qui pourrait nuire à la pratique sportive. Elle s'avère intéressante dans un processus de réhabilitation également.

L'isométrie fonctionnelle :[cviii]

Contrairement à l'isométrie surmontoire, ce type d'isométrie se réalise sur la phase excentrique du mouvement. Le but de cette méthode est d'apporter un gain de force (sur la phase excentrique), améliorer la santé des tissus conjonctifs, améliorer les capacités de décélération, peut servir à la réhabilitation du sportif et l'hypertrophie. Il est possible d'aller à l'échec avec cette méthode et elle peut être réaliser avec/sans matériel selon la planification et l'objectif de l'athlète encadré. Sur le plan mental, cette méthode permettrait d'optimiser le facteur motivationnel chez l'athlète car ça représente un réel challenge physique. Lorsqu'elle est bien utilisée et que tous les facteurs de l'entraînement sont pris en compte (intensité, temps sous tension, charges utilisées…), elle permettrait également d'améliorer la capacité à recruter et synchroniser les unités motrices (coordination intramusculaire) même dans les mouvements dynamiques.

Conclusion :

Les deux méthodes d'isométrie peuvent être employées dans les entraînements pour un gain de force ou maintien de force. Cela dépendra cependant de vos objectifs et de l'individualisation de votre programmation.

67. <u>Haltères VS Kettlebells</u>

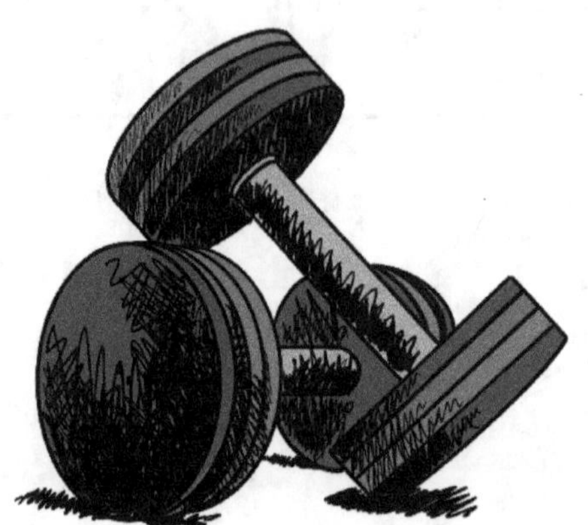

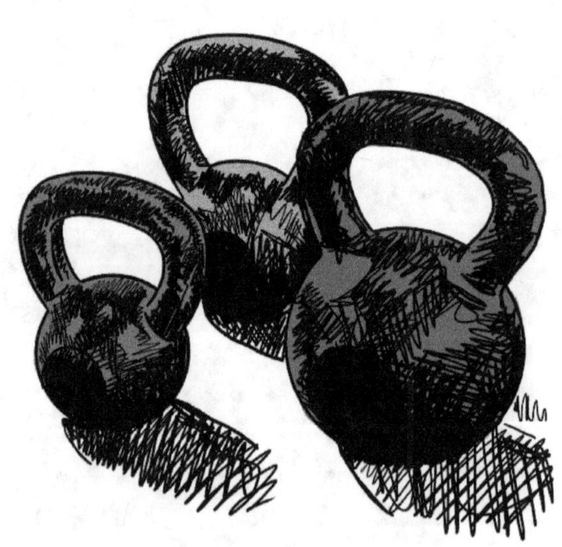

Un sujet[cix] déjà traité dans le monde du fitness mais c'est toujours bien de comprendre pourquoi choisir certains matériaux selon vos objectifs. C'est parti pour la comparaison !

- De par sa géométrie, la kettlebell n'est en rien comparable à un haltère. Le centre d'application des forces est éloigné de son axe de rotation.

- Par rapport à un haltère, la Kettlebell est l'outil le plus compact.

- À la différence d'un haltère (et en fonction de la position de l'outil par rapport au bras), lorsqu'on saisit la Kettlebell (par la poignée) son centre de gravité se trouve à l'extérieur de la main.

- Il est plus facile d'utiliser un haltère qu'une kettlebell.

En fonction des différents mouvements typiques des entraînements kettlebells (Swing, Snatch, Half-Snatch, Clean & Long Cycle) voici la suite des analyses :

- Du fait de sa compacité, une Kettlebell et même deux passent aisément entre les jambes[74] là ou un haltère risque de vous heurter les jambes, les genoux ou les cuisses.

---

[74] Cela va dépendre de votre morpho-anatomie et du modèle de kettlebell utilisé

- Toujours lors de ce mouvement en arc de cercle le centre de gravité du Kettlebell se trouve 10-15cm plus loin du coude que la main. Pour la même vitesse d'exécution, la force nécessaire pour contrôler la Kettlebell sera encore plus grande. Ce qui augmente d'autant l'effet de l'exercice.

Conclusion :

La kettlebell est un outil plus polyvalent que l'haltère mais demande beaucoup plus de maîtrise pour savoir l'utiliser correctement contrairement à un haltère. Il ne faut pas délaisser un outil plutôt qu'un autre mais savoir quand et pourquoi l'utiliser.

68. <u>Triceps Extension (bar) : Pronation VS supination</u>

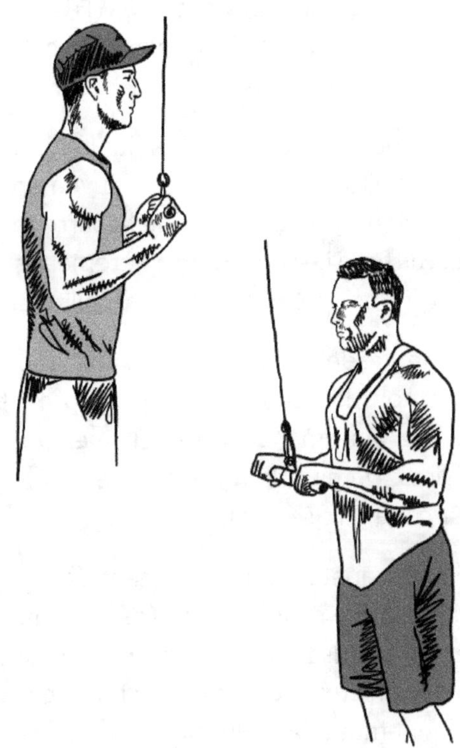

Avant de savoir s'il y a un intérêt à varier la prise pour le recrutement du triceps, il faut comprendre de quel exercice on parle.

Bien qu'il existe des variantes, nous ne nous attarderons pas sur les variantes de cet exercice mais bien sur le travail de l'extension du triceps à la barre droite en fonction de la prise utilisée.

Il va donc de soi qu'on ne parlera pas ici d'un tirage utilisé avec une prise neutre (exemple : la corde).

Alors, est-ce qu'il y a un réel intérêt entre la prise pronation et la prise supination sur cet exercice ? Voyons ça de plus près !

Pour réaliser correctement l'exercice de « Triceps extension », il faut normalement garder les bras alignés avec les avant-bras pour éviter les risques de blessures.

Selon certaines personnes, la prise supination permettrait d'accentuer le travail sur les triceps. Le mouvement est souvent plus difficile à exécuter dû à la prise de la barre (avant-bras) et au fait qu'il soit difficile de tendre complètement ses bras en fin de mouvement (principalement dû à la mobilité de poignets).

Lorsque l'on manque de mobilité, la prise pronation permet une meilleure extension du coude que la prise pronation sur une barre droite[cx]. Ce qui amène potentiellement à de meilleurs gains musculaires. De plus, la force exercée par les avant-bras est réduite sur cet exercice à la barre droite.

D'un point de vue anatomique, le triceps (muscle) n'est pas attaché au radius (os) mais à l'ulna (os). Ce qui signifie que vouloir passer d'une prise pronation à supination sous prétexte qu'on travaillerait mieux une portion du muscle n'a aucun sens car le recrutement musculaire du triceps n'est pas influencé par le changement de position de la prise.[cxi]

La seule chose à mémoriser concernant la prise supination sur l'exercice d'extension du triceps à la barre droite est qu'elle ne permet pas une meilleure activation musculaire sur les triceps comparativement à une prise pronation.

Conclusion :

Sur l'exercice Triceps extension, il n'y a absolument aucun intérêt à employer la prise supination.

---

69. American Swing VS Russian Swing

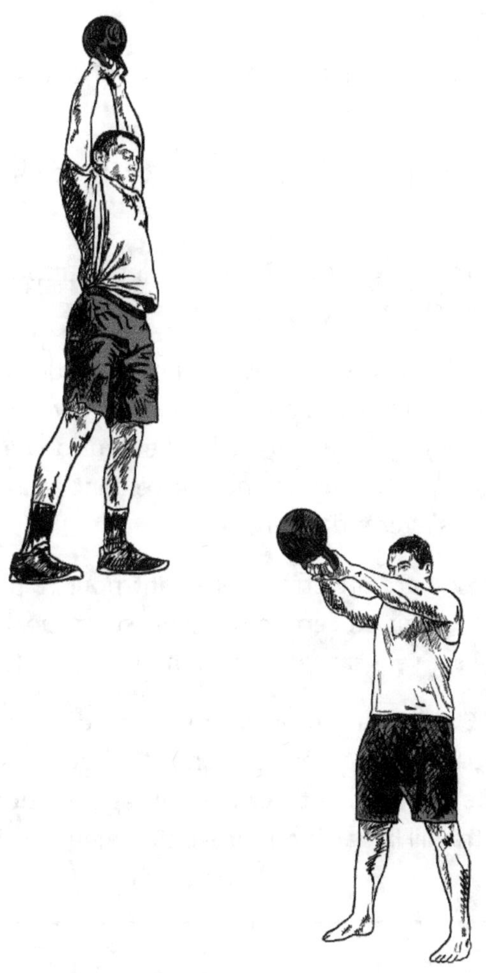

Avant de rentrer dans le vif du sujet, il est important de savoir que les termes « Russian Swing » et « American Swing » sont employés à titre commercial. Un swing est un swing et il n'y pas une seule manière de faire du kettlebell swing. C'est un exercice adaptable à la majorité des individus. Et après avoir eu de multiples échanges avec Stéphane Dogman[75], je rejoins son avis sur le fait que le swing peut également être modifié selon l'objectif visé.

Voici maintenant quelques explications qui permettront d'y voir plus clair :

- Le Russian Swing permet de porter une charge plus lourde que l'American Swing.

- Le Russian Swing permet de réaliser plus de répétitions que l'American Swing lors d'un temps imparti.

- En cas de cyphose et en adaptant la hauteur de la kettlebell lors du mouvement balistique, le Russian Swing peut être intéressant pour continuer à travailler l'extension de la hanche et de la chaîne postérieure comparativement à un American Swing qui peut s'avérer dangereux.

- Le Russian Swing peut être intéressant pour la pratique du powerlifting et avoir un certain transfert sur le Deadlift. Là où l'American Swing sera sans doute moins intéressant.

- L'American Swing peut avoir un transfert vers l'haltérophilie en favorisant la triple extension (cheville - genou - hanche). Cependant, le mouvement sera davantage vertical. Ce qui délaissera le travail initialement prévu du swing.

Conclusion :

A moins de réaliser du CrossFit en compétition où l'on peut retrouver ce mouvement, il n'y a pas d'intérêt à utiliser l'American Swing.

---

[75] Cfr : article 8

70. <u>Front Pulldown (Tirage Poitrine) vs Behind The Neck Pulldown (Tirage Nuque)</u>

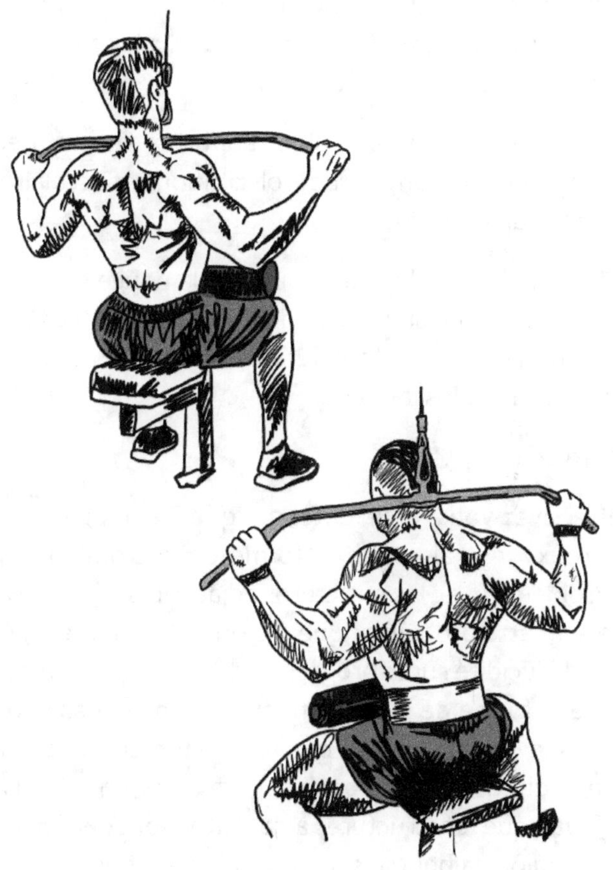

Rentrons directement dans le vif du sujet en analysant les deux mouvements :

- Il existe peu d'intérêts à pratiquer un Tirage Nuque en termes de sollicitations musculaires puisque le muscle grand dorsal sera significativement plus recruté lors d'un tirage où la barre passe devant la tête.[cxii]

- La position du Tirage Nuque place généralement les bras en forte abduction horizontale ce qui nécessite une bonne mobilité des épaules et des scapulas. C'est pourquoi ce mouvement est souvent décrié en musculation. Il impliquerait plus de risques de blessures au niveau articulaire (articulation gléno-humérale et cervicale).

- Le Tirage Nuque ne semble apporter aucun bénéfice supplémentaire en termes de sollicitations musculaires par rapport au tirage poitrine.

- Ce qui équivaut pour le Tirage Nuque à la poulie en termes de transfert est similaire aux Tractions. De plus, il ne s'agit pas d'un mouvement facilement transférable dans une discipline ou dans la vie de tous les jours.

<u>À Prendre en compte :</u>

Peut-être avez-vous déjà entendu que ce mouvement est « dangereux » en raison de la forme de l'acromion qui peut poser problème avec les structures adjacentes. J'ai un avis plus nuancé sur cette problématique. Ce qui est dangereux, c'est le manque de lucidité sur la progression. De plus, il est difficile de connaître la forme de son acromion et ce n'est pas parce que l'on pratique ce mouvement que l'on va forcément se blesser. Lors d'une discussion, un coach et formateur en réhabilitation m'expliquait que les structures adjacentes sont déjà en contact avec l'acromion, la bourse sous-acromiale et tous les ligaments ne sont que les prolongements de la capsule articulaire. Selon lui, l'idée du conflit sous-acromial est erroné. C'est un avis que je partage. Tout est à nuancer.

Conclusion :

La tendance semble dire que le Tirage Nuque est un exercice inintéressant pour votre programme car il ne représente aucun intérêt par rapport à la variante du tirage poitrine concernant l'hypertrophie. La prudence, quant à elle, dira qu'il faut rester agnostique et que dans un contexte bien défini, celui-ci peut malgré tout avoir un intérêt. Le tout étant de savoir pourquoi l'utiliser.

PARTIE 4 : Pour ou Contre ?

« Pour combien d'esprit penser n'est pas peser le pour et le contre, mais pencher pour quelque chose ! » [Pierre Baillargeon]

71. <u>Le mousse de protection : pour ou contre ?</u>

POUR !

Cependant, mon avis va différer selon l'emploi du mousse par rapport à l'exercice à réaliser.

Pour le Zercher Squat ? Je suis pour ! Lorsqu'on n'a pas de coudières, ça peut enlever la gêne occasionnée dans le creux du coude pour la pratique de l'exercice.

Pour le Hip Thrust ? Je suis pour !

L'emploi d'un mousse est utile, presque obligatoire pour éviter les douleurs aux hanches et savoir travailler en toute sécurité sans douleurs et inconforts.

Pour le Back Squat ? Je suis contre (en tout cas, pas spécialement pour) !

Bien souvent utilisé car il fait mal à la nuque, il peut amener à un autre problème en déséquilibrant la barre[76]. En déséquilibrant la barre, cela peut modifier le mouvement d'une mauvaise manière (dégradation du geste technique).

La première chose à faire si on veut faire du Back Squat et surtout, bien exécuter le mouvement serait d'apprendre à engager correctement les muscles du dos et plus particulièrement les trapèzes si on réalise un Squat « high bar » (barre située au-dessus des trapèzes). Si on ne sent pas à l'aise avec le « High bar ». Le « Low bar » (barre en dessous des trapèzes) en position Back Squat peut avoir son intérêt mais le mouvement différera légèrement (il peut également être plus contraignant d'un point de vue mobilité pour certain(e)s).

---

[76] Back Squat : ici, il s'agit d'un squat à la barre olympique. La safety bar ne rentre pas en ligne de compte.

Certaines personnes ou coachs favoriseront l'utilisation du mousse de protection en cas de blessure sur le Back Squat. Personnellement, je ne suis pas de cet avis. Je trouve qu'il y a des variantes plus intéressantes en cas de blessures comme changer l'exercice ou l'emploi d'un autre matériel par exemple.

Conclusion :

Je ne suis pas contre le mousse de protection. Je suis juste contre son emploi dans certaines situations car il peut amener plus d'inconvénients que d'avantages.

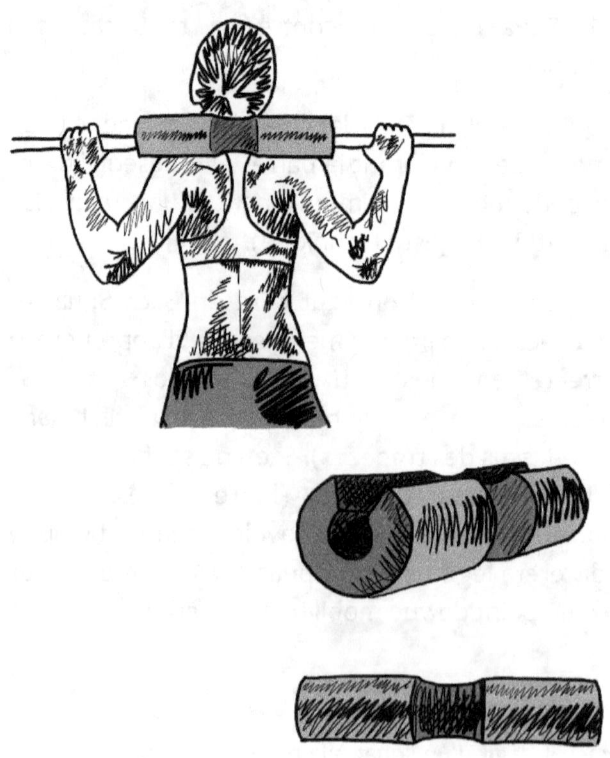

72. Arnold Press : Pour ou contre ?

Je ne suis pas spécialement contre même si je ne l'utilise plus (peut-être que ça changera un jour) dans mes programmes d'entraînements. Et pourtant, j'adore Arnold Schwarzenegger !

L'Arnold Press, j'en ai fait et j'en ai fait beaucoup car j'aime cet exercice à la base. Mais je ne l'utilise plus pour plusieurs raisons.

La première, c'est que l'on porte moins lourd sur l'Arnold Press que sur un Shoulder Press « classique » aux haltères (tout en gardant une certaine similitude comparative des mouvements). Ça ne veut pas dire que je trouve l'Arnold Press inutile, c'est un constat que je fais car selon moi, la force d'un individu est primordiale pour sa santé et son évolution.

La deuxième raison concerne principalement le risque de blessure sur la coiffe des rotateurs. En effet, réaliser un mouvement de rotation avec deux haltères dans chaque main est exigeant surtout quand celui-ci demande une rotation en cours de mouvement. Je tiens quand même à tempérer mes propos sachant que les tissus s'adaptent en fonction de la contrainte mécanique qu'ils subissent. Les tissus musculaires, osseux et collagéniques deviennent à terme plus résilients et résistants.

La troisième, et probablement la plus importante, est la maîtrise des bases. Cela n'engage que moi mais je ne considère pas l'Arnold Press comme un mouvement principal dans un but de gains musculaires. En ce qui concerne les mouvements de « Press » aux épaules. Le Shoulder Press en position debout doit d'abord être maîtrisé avant d'envisager quelconque variante. Et si votre mobilité le permet, réalisez un Shoulder Press en position debout aux haltères.

Il existe évidemment des variantes du Arnold Press qui peuvent avoir un intérêt dans un cadre spécifique mais ça concerne un public particulier avec un niveau intermédiaire, voir avancé.

Conclusion :

Je ne considère pas l'Arnold Press inutile mais il n'est pas une priorité dans un programme d'entraînement selon moi.

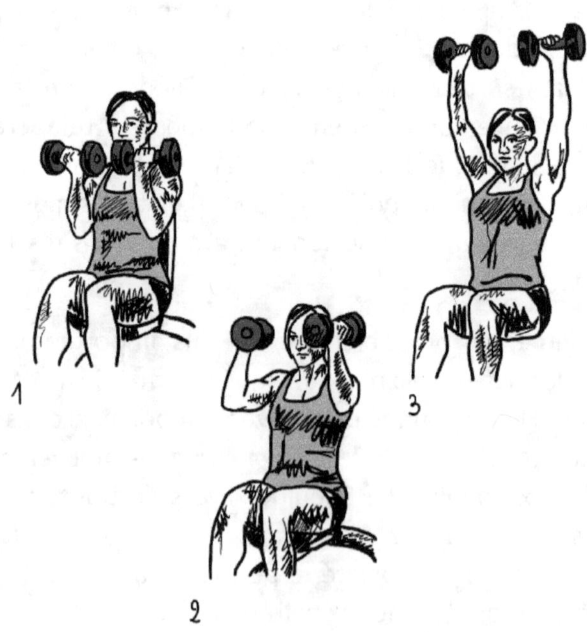

73. Squeeze Press (Plate) / Développé couché prise serrée (avec disque) : Pour ou contre ?

CONTRE !

Selon moi, cet exercice est une perte de temps et d'une inutilité complète.

Cet exercice est similaire à un Développé Couché aux haltères. Sauf qu'à la place de tenir des haltères de part et d'autre de la main, on va prendre un disque en pressant avec le plat des mains sur le disque et soulever la charge de bas en haut, comme sur un Développé Couché traditionnel. Enfin, la croyance populaire dit que ça travaillerait efficacement le milieu des pectoraux.

Voyons maintenant pourquoi je trouve cet exercice complètement inutile :

- Cet exercice n'est pas ergonomique. C'est subjectif, je vous l'accorde. Mais prendre un disque, s'installer sur le banc, le serrer de toutes ses forces sans qu'il glisse et faire ses répétitions... Ce n'est pas ce qui a de plus pratique pour réaliser un exercice !

- Il est impossible de mesurer la force de pression exercée sur le disque pour le commun des mortels. Ce qui signifie qu'on ne peut pas mesurer une progression notable sur cet exercice.

- On est limité en amplitude de mouvement. Ce qui est ennuyant car à la base, les mouvements qui ressemblent au développé couché ont pour but d'avoir une forte tension d'étirement.

- On est limité par le poids. En effet, peu de salles proposent des disques de 30, 40 ou 50kg.

- Le Squeeze Press ne travaille pas le milieu des pectoraux. D'un point de vue anatomique, les pectoraux sont composés de trois faisceaux. Le faisceau claviculaire, le faisceau sternal et le faisceau abdominal. Ce qui veut dire qu'il n'y a rien au milieu de nos pectoraux. Et on ne peut pas changer la forme d'un muscle.

Conclusion :

Le Squeeze Press ne travaille pas le milieu des pectoraux et n'amène pas de réels avantages à votre croissance musculaire.

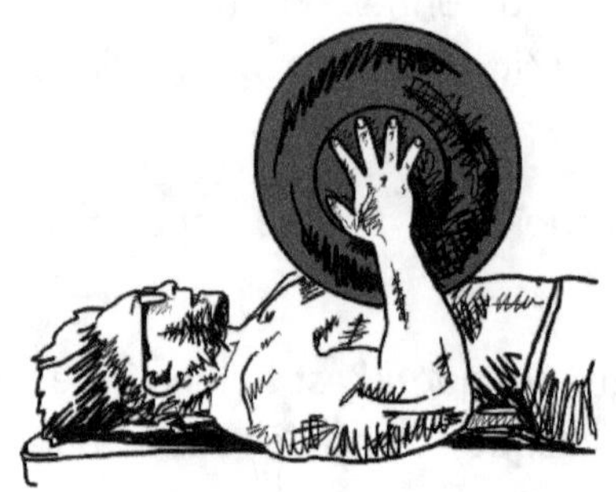

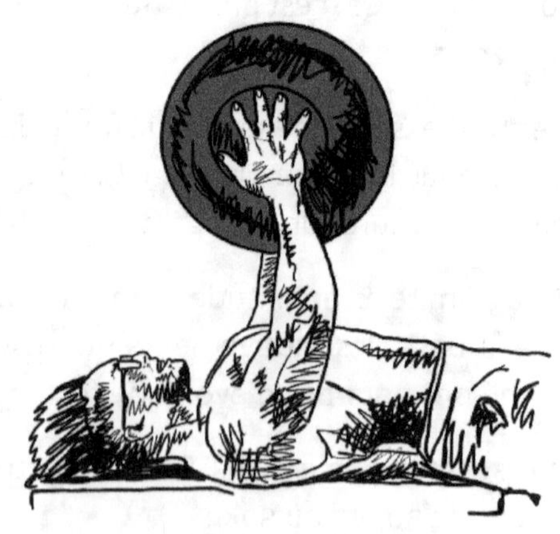

74. Shrug Rotation : Pour ou contre ?

CONTRE !

Je ne suis pas contre les Shrugs. Ils ont leur intérêt, selon moi, en haltérophilie par exemple. Par contre, c'est la rotation qui me semble particulièrement inutile pour le développement des trapèzes.

Les Shrugs avec rotation[77] sont utilisés principalement avec des haltères et consistent à hausser les épaules et puis faire un mouvement de rotation vers l'arrière (certains le pratiquent même vers l'avant) pour retourner à leur place initiale avant d'enchaîner de nouvelles répétitions.

La première raison pour laquelle je ne tiens pas les Shrugs avec rotation dans mon cœur est qu'il pourrait influencer négativement la santé de vos épaules.[cxiii] Je dis bien « pourrait » car je reste nuancé à ce sujet sachant que de base, je pense qu'aucun mouvement n'est fondamentalement mauvais. Les tissus s'adaptent en fonction de la contrainte mécanique qu'ils subissent[78].

La seconde raison, c'est que le mouvement de rotation ne permet pas une tension suffisante pour recruter les trapèzes médians après avoir mis une tension sur les trapèzes supérieurs. Il serait plus intéressant d'incliner le buste pour obtenir une tension suffisante sur ceux-ci en évitant les rotations.

Il existe de meilleurs moyens pour recruter efficacement les trapèzes. Bien sûr, tout dépend du contexte. Mais des exercices

---

[77] Shrug avec rotation : Popularisé par Kevin Levron, un culturiste nord-américain des années 90'

[78] Déjà mentionné dans le thème « Arnold Press : Pour ou contre ? »

comme les élévations Y ou le « Face Pull » sont de bonnes alternatives pour le recrutement de vos trapèzes lorsque ceux-ci sont bien réalisés.

<u>À prendre en compte :</u>

Si vous désirez utiliser le Shrug pour développer la partie supérieure de vos trapèzes, il y a la possibilité d'optimiser le recrutement de ceux-ci avec une légère abduction du bras de 30 degrés lorsque vous utilisez des haltères (ou kettlebells). En effet, une étude[cxiv] a démontré que les résultats étaient significativement supérieurs en termes d'activation musculaire lorsqu'une légère abduction des épaules était d'application.

Les résultats sont très intéressants pour les pratiquants de musculation cherchant à maximiser les gains en hypertrophie musculaire au niveau des trapèzes supérieurs. Une prise plus large serait donc recommandée. Le protocole présenté ici utilise des haltères (et une intensité de 25% CMVI – Contraction Maximale Volontaire Isométrique), l'abduction de 30 degrés générée dès le début du mouvement implique donc une activation supplémentaire qui devra être maintenue tout au long du mouvement. Or, à charge élevée (> 70% 1RM – Image par Résonance Magnétique), cette abduction sera très difficile à maintenir. Ainsi une prise large avec une barre pourrait peut-être régler ce problème.[cxv]

Conclusion :

La rotation sur l'exercice de Shrug ne représente aucun intérêt.

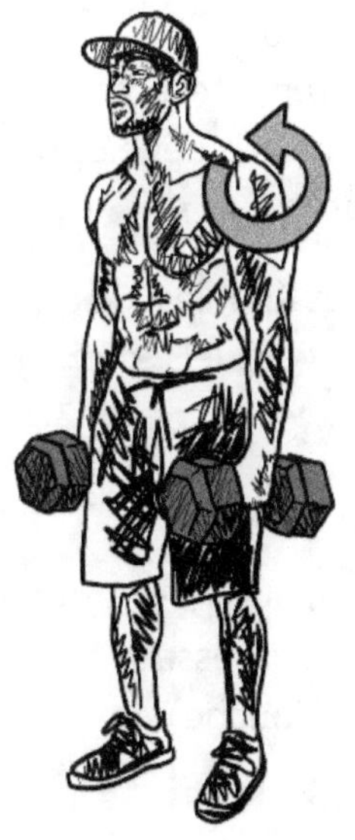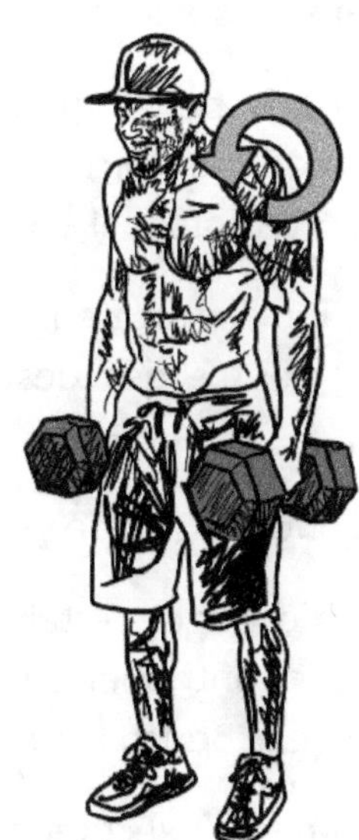

75. <u>Behind The Neck Press (Développé Nuque) : Pour ou contre ?</u>

POUR !

Cet exercice a longtemps été décrié car il était dangereux et n'apportait aucun bénéfice pour des gains musculaires notables.

Il est clair que je ne mettrai pas le Développé Nuque dans le corps de session[79] et encore moins comme exercice principal si j'étais dans un objectif d'hypertrophie pour les épaules.

Cependant, je pense qu'il peut s'avérer intéressant dans un échauffement. Et voici les avantages que le développé nuque peut apporter lorsqu'il est bien exécuté :

- Sollicitation des rotateurs externes des épaules. Ce qui permet de lutter contre des déséquilibres éventuels des rotateurs internes.

- Lutter contre la position sédentaire et la cyphose[80].

- Permet d'engager certains muscles fixateurs des omoplates, ce qui peut contribuer à un transfert intéressant sur certains exercices (ex : Bench Press/Développé Couché).

Mais comment l'exécuter correctement ?

Si le développé nuque peut s'avérer avantageux dans certaines situations, il va de soi que son exécution doit être exemplaire. Il faudra donc prendre en compte certains aspects pour la position de départ :

---

[79] Corps de session : milieu de la session

[80] Cyphose : Déviation de la colonne vertébrale qui rend le dos convexe (Déf. Le Robert)

- La largeur de prise légèrement plus grande que la largeur des épaules

- Les coudes doivent être placés sous la barre (engagement des rotateurs externes)

- Fixer les omoplates et les garder en position basse

- Garder le bassin neutre

<u>À prendre en compte :</u>

Certaines personnes ont du mal à maintenir la position au fur et à mesure des répétitions. En effet, cela peut modifier le schéma moteur et laisser à nouveau les rotateurs internes dominer. Ça peut également s'expliquer par un manque de mobilité. On peut conseiller de descendre moins bas et se limiter au niveau de l'occiput (l'arrière du crâne) pour garder un engagement sur les rotateurs externes lorsque les répétitions s'enchaînent.

Conclusion :

Le Développé Nuque peut être utile pour lutter contre les déséquilibres posturaux (épaules vers l'avant).

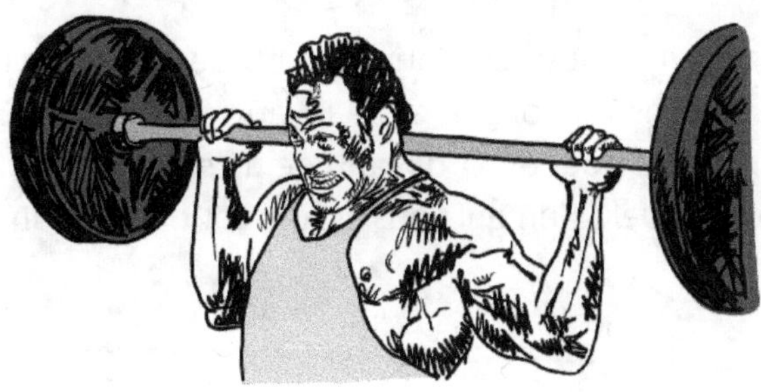

76. <u>Bench Press Suicide Grip (Développé Couché Prise Suicidaire) : Pour ou contre ?</u>

CONTRE !

Cet exercice est similaire en tout point à un Développé Couché si ce n'est que la prise diffère car le pouce n'entoure pas la barre. En effet, tous les doigts sont du même côté de celle-ci.

Pourquoi l'utiliser ?

D'après certains athlètes, cela les aiderait à optimiser leur performance et leur permettrait d'avoir une meilleure position, ou du moins, être plus confortable durant l'exercice.

Cependant, je prends toujours compte du facteur risques-bénéfices dans un programme. C'est pourquoi je suis contre.

Le suicide grip, qu'on appelle aussi le « false grip » ou encore « Thumbless grip » est, comme son nom l'indique, suicidaire.

Il n'est pas possible de prendre la barre de manière droite sur le suicide grip. Les poignets seront d'office « cassés ». Il n'est donc pas possible de garder la barre en position neutre. Ce qui peut être douloureux pour certaines personnes. De plus, la barre risque de glisser et donc de tomber sur vous. Cela représente un danger.

Si vraiment vous désirez continuer à utiliser le suicide grip après ce que je viens d'énoncer, alors il vaut mieux le pratiquer sur Smith machine pour avoir davantage de sécurité ou alors, avec un spotter (quelqu'un qui vous assure tout le long du lift).

Conclusion :

Le « suicide grip » apporte plus de risques que de bénéfices sur le Bench Press.

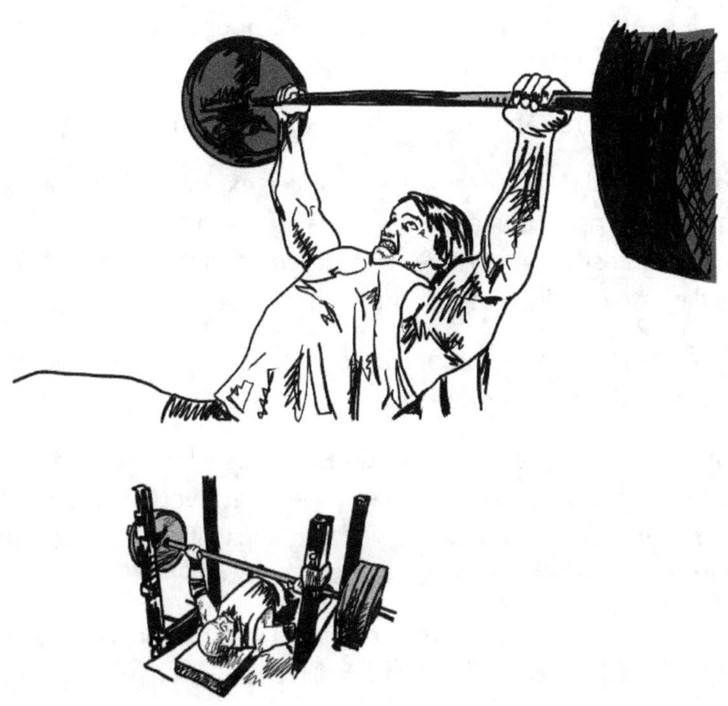

77. <u>Weight plate Side Bend (Inclinaison Abdominale Avec Disque) : Pour ou contre ?</u>

CONTRE ! (Bon, ça fait un peu radical. Disons que je n'y vois pas grand intérêt plutôt !)

En tout cas, dans un objectif de croissance musculaire et avec un disque (pour la santé de la colonne vertébrale, c'est autre chose).

Vous l'avez probablement déjà vu en salle de musculation ou sur les réseaux sociaux. Cet exercice a pour objectif de cibler vos obliques en s'inclinant sur le côté à l'aide d'un disque.

L'idée a du sens. Alors pourquoi je ne le recommande pas ?

Pour la simple et bonne raison que cet exercice n'amène pas assez d'intensité. Surtout dans le cas où vous utilisez un disque. Le disque est déjà fortement limité en termes de poids (bien qu'il existe des disques plus lourds que 25kg).

L'un des facteurs importants pour le développement musculaire... C'est l'intensité.

Lorsque vous réalisez 35 répétitions ou plus et que cela ne vous empêche pas de continuer « tranquillement » votre série (c'est-à-dire en étant éloigné de l'échec musculaire), c'est que l'intensité n'est tout simplement pas assez élevée.

De plus, en fonction de votre niveau, il y a fort à parier que le « grip » (mains, doigts et avant-bras) lâche avant que ce soit vos obliques.

Enfin, et c'est souvent là que ça coince, c'est l'exécution du mouvement qui est bien trop souvent négligée.

Il serait plus intéressant d'inclure une variante si vous désirez vraiment travailler vos obliques comme l'exercice : « Wood Chopper » à la poulie qui vous permettra une plus grande intensité ainsi qu'une meilleure amplitude de mouvement.

Conclusion :

L'inclinaison abdominale avec disque pour solliciter les obliques n'est pas assez intensive pour amener un progrès notable lorsque l'on vise une croissance musculaire. Cependant, prenez en considération que le disque n'est que l'outil. Le « side bend » est totalement viable comme exercice si on a la capacité de charger « plus lourd ».

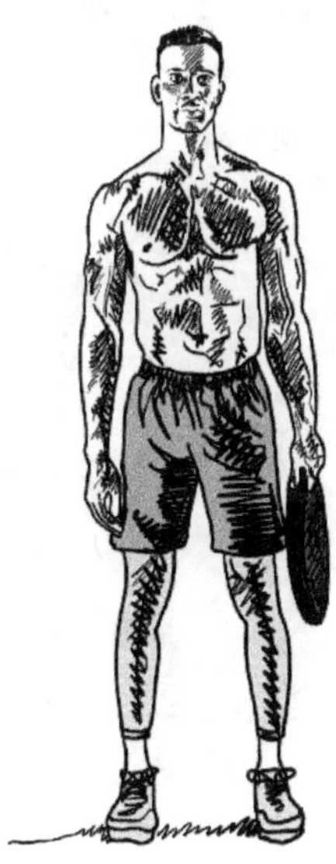 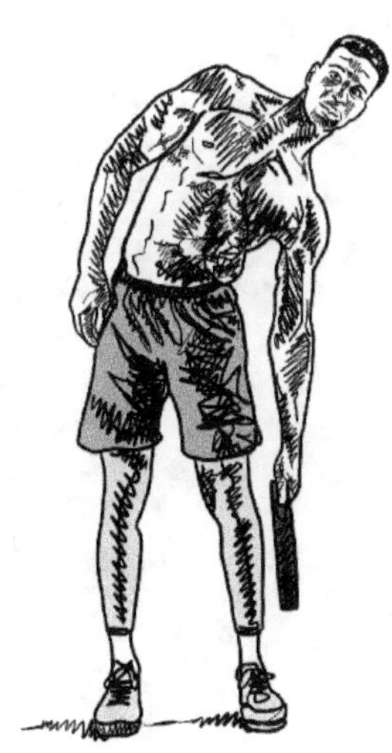

Remerciements

Je tiens à remercier tout particulièrement les personnes ayant contribué à la création de cet ouvrage et plus particulièrement :

Kelig Pinson, illustratrice, pour les dessins réalisés et ses nombreuses heures de travail qui permettent une meilleure compréhension de l'ouvrage.

Julie Bruneau, pour la mise en page de ce livre.

Ghaïs Guelaïa, pour le partage des connaissances ainsi que la lecture et les corrections apportées à ce livre.

Alka Matewa, combattant professionnel de Muay thaï et acteur, pour avoir accepté d'être illustré dans ce livre.

Ma famille et mes amis, pour le soutien apporté sur ce projet de vie

Toutes les personnes non citées dans cette rubrique de remerciements qui ont contribué à la création de ce livre.

À propos de l'auteur...

Nicolas Genotte est né le 09 novembre 1993 à Marche-en-Famenne en Belgique.

Depuis son plus jeune âge, il touche à différents sports (judo, waterpolo, running, basketball, …).

C'est donc naturellement qu'il se dirige vers une orientation « sport étude » à l'Athénée royal Liège Atlas pour ensuite se diriger vers un bachelier d'éducateur spécialisé en activités socio-sportives à la Haute École Parnasse-ISEI. À 21 ans, fraîchement diplômé, il entamera sa carrière de coach sportif en 2015 en poursuivant des formations chaque année dans le but de se professionnaliser dans ce métier.

En 2017, alors âgé de 23 ans, il fonde MindFit BXL. Une association de professionnels du sport et de la santé. Celle-ci a pour but d'accompagner le mieux possible les clients lors d'un coaching sportif afin d'être préparé au mieux à toutes sortes de problématiques. Il est également co-fondateur du centre de formation en ligne CF2S où l'objectif est d'encourager les coachs, les kinésithérapeutes et athlètes à la formation continue dans ces métiers de la forme et de la santé.

Par son travail de programmateur, il a réussi également à amener plusieurs athlètes au niveau élite en kettlebell sport.

Il programme également pour des athlètes en musculation, jiu-jitsu brésilien, motocross & surf.

Il possède également une chaîne YouTube intitulée « MindFit BXL » ayant pour but d'informer et améliorer les connaissances des personnes souhaitant prendre soin de leur santé. Il réalise des capsules informatives et invite des personnes qualifiées dans le domaine du sport, de la santé et de la nutrition.

Ce n'est qu'à l'âge de 21 ans que Nicolas commence à s'intéresser à la kettlebell et au développement de la force et des différentes méthodologies d'entraînements en débutant le CrossFit. Ce n'est que 3 ans plus tard qu'il décide de se spécialiser sur l'emploi de la kettlebell et de réaliser sa première compétition à l'échelle internationale en tant qu'amateur.

Après, tout va très vite. Quelques mois plus tard, Nicolas Genotte devient le premier belge de l'histoire à passer au statut d'élite en fédération IKMF (International Kettlebell Marathon Federation & associated disciplines) et à se qualifier pour les championnats du monde.

En novembre 2018 en Espagne, Nicolas Genotte termina double médaillé de Bronze en Elite division en catégorie Light Weight (poids léger). Une grande première pour un jeune athlète de 24 ans qui avait seulement débuté la compétition 9 mois plutôt.

Un début de carrière prometteur qui engendra un titre de champion du monde en Pologne en 2019 et un titre européen en 2021 ainsi qu'une remise du titre honorifique Master Of Sport par le président de la fédération.

Nicolas Genotte est également un passionné d'autres sports ciblant le développement de la force mais pas seulement. Il s'ouvre à plusieurs disciplines sportives et souhaite avant tout faire connaître davantage le kettlebell sport en Belgique afin que celui-ci soit reconnu par le grand public.

REFERENCEMENTS:

[i] The Pelvis & Low Back relationship, Squat University, 2017

[ii] One Of the Squat's Most Controversial Questions Answered, Aaron Lipsey, 2013

[iii] "Le Butt Wink", Olivier Bolliet, 2020

[iv] Flexion lombaire présente chez powerlifters qui font du deadlift ou squat (thèse), Edington 2017

Ce que tu ne sais pas sur le dos rond, Alexis Beck, 2 mai 2022, IG

Porter dos rond : et si ça avait du bon ? Ce que disent les études scientifiques., Les chroniques de la douleur, 2022, YT

[v] Anabolic steroid use in weightlifters and bodybuilders: an internet survey of drug utilization, Paul J. Perry & al, Clin J. Sport Med., 2005

[vi] « Pourquoi soulever lourd ? », Wikifit – outil d'entraînement

[vii] Syllabus « Psychologie du sport », bachelier éducateur spécialisé en activités socio-sportives, Parnasse-ISEI, 2014

[viii] Hypertrophied cruciate ligament in high performance weightlifters observed in magnetic resonance imaging, Piotr Grzelak,corresponding author Michał Podgorski, Ludomir Stefanczyk, Marek Krochmalski, and Marcin Domzalski, 2012

Analysis of the load on the knee joint and vertebral column with changes in squatting depth and weight load, Hagen Hartmann 1, Klaus Wirth, Markus Klusemann, Sports Med., 2013

[ix] Associations between activities and LBP in adolescents, Astrid Noreng Sjolie, 2005

[x] Which physical activities and sports can be recommended to chronic low back pain patients after rehabilitation? A Ribaud 1, I Tavares, E Viollet, M Julia, C Hérisson, A Dupeyron, 2013

[xi] The Human Muscle Size and Strength Relationship: Effects of Architecture, Muscle Force, and Measurement Location, Balshaw & al., Medicine & Science in Sports & Exercise, 2021

[xii] Is there any non-functional training ? A conceptual review, Bernardo N. & al, 2022

Et si on arrêtait de parler d'entraînement « fonctionnel » ?, Clement Naveilhan, 18 janvier 2022, IG

[xiii] Effects of Strength Training on Running Economy in Highly Trained Runners: A Systematic Review with Meta-Analysis of Controlled Trials, Balsalobre-Fernández, Carlos1; Santos-Concejero, Jordan2; Grivas, Gerasimos V., 2016

[xiv] Effects of different intensities of resistance exercise on regulators of myogenesis, Colin D Wilborn, 2009

[xv] Schoenfeld BJ, Grgic J, Ogborn D, Krieger JW. Strength and Hypertrophy Adaptations Between Low- vs. High-Load Resistance Training: A Systematic Review and Meta-analysis. J Strength Cond Res. 2017 Dec;31(12):3508-3523 4.Goto K, Ishii N, Kizuka T, Takamatsu K.

The impact of metabolic stress on hormonal responses and muscular adaptations. Med Sci Sports Exerc. 2005 Jun;37(6):955-63.

Carroll KM, Bazyler CD, Bernards JR, Taber CB, Stuart CA, DeWeese BH, Sato K, Stone MH. Skeletal Muscle Fiber Adaptations Following Resistance Training Using Repetition Maximums or Relative Intensity. Sports (Basel). 2019 Jul 11

Goldberg AL, Etlinger JD, Goldspink DF, Jablecki C. Mechanism of work-induced hypertrophy of skeletal muscle. Med Sci Sports. 1975 Fall

Effect of repetitions duration during resistance training on muscle hypertrophy : a systematic review and meta-analysis

Piazzesi G, Reconditi M, Linari M, Lucii L, Bianco P, Brunello E, Decostre V, Stewart A, Gore DB, Irving TC, Irving M, Lombardi V. Skeletal muscle performance determined by modulation of number of myosin motors rather than motor force or stroke size. Cell. 2007 Nov

Set volume for muscle site : The Ultimate evidence based bible – Weightology

High Resistance-Training Volume Enhances Muscle Thickness in Resistance-Trained Men. Brigatto et al. (2019).

[xvi] gh-Intensity Intermittent Exercise and Fat Loss, https://www.researchgate.net/profile/SteveSteve Boutcher, 2010-2011

[xvii] Total Daily energy expenditure is increased following a single bout of sprint interval training, Kyle J. Sevits & al, 2013

Two minuts of sprint-interval exercise elicits 24hr oxygen consumption similar to that of 30min of continuous endurance exercise, Tom J Hazell & al, 2012

Slow and steady or hard and fast ? A systematic review and meta-analysis of studies comparing body composition changes between interval training and moderate intensity continuous training, James Steele & al., 2021

[xviii] Magnitude and duration of excess of post-exercise oxygen consumption between high-intensity interval and moderate-intensity continuous exercise: A systematic review. Obesity Reviews., Panissa V. & al., 2021

[xix] Br J. Sport Med, O'sullivan, 2012

[xx] Resistance training vs. static stretching: effects on flexibility and strength, Sam K Morton 1, James R Whitehead, Ronald H Brinkert, Dennis J Caine, 2011

[xxi] The Interactions of Intensity, Frequency and Duration of Exercise Training in Altering Cardiorespiratory Fitness, Howard A. Wenger, 2012

[xxii] Relationships Between Anthropometry and Maximal Strength in Male Classic Powerlifters, Pierre-Marc Ferland, Antoine Laurier, Alain Steve Comtois, PubMed, 2020

[xxiii] Effect of ankle mobility and segment ratios on trunk lean in the barbell back squat, Emil L. Fuglsang, Anders S. Telling, Henrik Sorensen, 2017

[xxiv] Squat très incliné : longs fémurs ou manque de mobilité ? Charlotte Vedel, 7 septembre 2021, IG

[xxv] Impact of range of motion during ecologically valid resistance training protocols on muscle size, subcutaneous fat and strength, Gerard E McMahon, Christopher I Morse, Adrian Burden, Keith Winwood, Gladys L Onambélé, 2014

L'amplitude au développé couché : comment la choisir selon ses objectifs ? Geek'n'fit, 24 avril 2021, IG

[xxvi] Analyse Event 4 1000m row Reebok CrossFit Games 2020, Sport Sciences Therapist, 30 octobre 2020, IG

[xxvii] Article de rédaction L'haltérophilie chez le jeune : attention danger

[xxix] Resistance training among young athletes: safety, efficacy and injury prevention effects, A D Faigenbaum1 and G D Myer, 2009

[xxx] Schumann et al. (2022) : "Compatibility of Concurrent Aerobic and Strength Training for Skeletal Muscle Size and Function : An Updated Systematic Review and Meta-Analysis"

Wilson et al. (2012) : "Concurrent Training: A Meta-Analysis Examining Interference of Aerobic and Resistance Exercises

Fyfe et al. (2014) : "Interference between Concurrent Resistance and Endurance Exercise : Molecular Bases and the Role of Individual Training Variables

L'effet d'interférence : Le cardio peut-il nuire à la prise de muscle ? Gael Lemaitre, 2022, IG

A proposed model for examining the interference phenomenon between concurrent aerobic and strength training, Docherty, 2000

Concurrent strength and endurance training. A review, Leveritt & al., 1999

The acute effects of strength, endurance and concurrent exercises on the Akt/mTOR/p70S6K1 and AMPK signaling pathway responses in rat skeletal muscle, De Souza & al, 2013

[xxxi] The nature and prevalence of injury during CrossFit training, Paul Taro Hak 1, Emil Hodzovic, Ben Hickey, 2013

[xxxii] The Benefits and Risks of CrossFit: A Systematic Review, Jena Meyer, Janet Morrison, Julie Zuniga, 2017

Sciences du sport : Fréquence et nature des blessures en CrossFit, P. Debraux, 2013

[xxxiii] Injury Incidence and Patterns Among Dutch CrossFit Athletes, Mirwais Mehrab, Robert-Jan de Vos, Gerald A Kraan, Nina M C Mathijssen, 2017

Sciences du Sport : Bénéfices et risques du CrossFit, A. Manolova, 2018

[xxxiv] Définition « Muscle Memory, Wiki.

[xxxv] The Impact of Endurance Training on Human Skeletal Muscle Memory, Global Isoform Expression and Novel Transcripts, Maléne E Lindholm, Stefania Giacomello, Beata Werne Solnestam,Helene Fischer,Mikael Huss,Sanela Kjellqvist ,Carl Johan Sundberg, 2016

FuturaSanté, Marie-Céline Ray, 2016

[xxxvi] Resistance Training-Induced Elevations in Muscular Strength in Trained Men Are Maintained After 2 Weeks of Detraining and Not Differentially Affected by Whey Protein Supplementation, Paul S Hwang, Thomas L Andre, Sarah K McKinley-Barnard, Flor E Morales Marroquín, Joshua J Gann, Joon J Song, Darryn S Willoughby, 2017, J. Strength Cond Res.

[xxxvii] Evidence-Based Resistance Training Recommendations for Muscular Hypertrophy, J. Fisher, J. Steele, D. Smith, 2013, ResearchGate

[xxxviii] Cardiorespiratory and metabolic characteristics of detraining in humans, I Mujika, S Padilla, Med. Sci. Sports Exerc., 2001

[xxxix] Training Break "How quickly lose muscle", Mounir Azegra, 09/06/2021

Maintaining Physical Performance: The Minimal Dose of Exercise Needed to Preserve Endurance and Strength Over Time, Barry A Spiering, Iñigo Mujika, Marilyn A Sharp, Stephen A Foulis, J Strength Cond Res., 2021

[xl] Taking a complete break from resistance training for 2 weeks resulted no loss of muscle mass, Bill Campbell PhD, 26/12/2020

[xli] A biomechanical analysis of straight and hexagonal barbell Deadlifts using submaximal loads, Paul A Swinton, Arthur Stewart, Ioannis Agouris, Justin W L Keogh, Ray Lloyd, 2000-9,2011

Sci-sport : Soulevé de terre, une variante plus sûre pour tous les athlètes, P. Debraux, 2012

[xlii] La cellulite : comment l'irradier, voir, l'éradiquer ? TFK

Cellulite and its treatment, A V Rawlings, 2006

Cellulite: a review of its physiology and treatment, Mathew M Avram, 2004

[xliii] Squat Depth/variation do not affect glute activation, Strenght&Conditioning research, 2016

[xliv] Changes in rectus femoris architecture induced by the reverse Nordic hamstring exercices, Alonso-Fernandez & al., 2019

[xlv] Inhomogeneous architectural changes of the quadriceps femoris induced by resistance training, Ema & al., 2013

[xlvi] 3 mythes sur la fatigue du système nerveux central, Nevin, FitnessLogik (article web)

Fatigue : aspects psychophysiologiques, Les sites de la fatigue : périphériques et centraux, campusport. Univ-lille2 (article web)

[xlvii] Acute neuromuscular and endocrine responses to two different compound exercises: squat versus deadlift, Barnes, Matthew J.; Miller, Adam; Reeve, Daniel; Stewart, Robin J.C.,2017

[xlviii] Comparison of upper body strength gains between men and women after 10 weeks of resistance training, PeerJ, 2016

[xlix] Comparison of hamstring and quadriceps femoris electromyographic activity between men and women during a single-limb squat on both a stable and labile surface? , James W Youdas , John H Hollman, James R Hitchcock, Gregory J Hoyme, Jeremiah J Johnsen, Journal of Strength and Conditioning Research 2007

[l] Être asymétrique est normal, Victor Depasse & Baptiste Gualiegue, 11 juin 2022, instagram

Les asymétries sont la norme, Remi Rvt, 5 juin 2022, instagram

Anatomic and functional leg-length inequality: A review and recommendation for clinical decision-making. Part I, anatomic leg-length inequality: prevalence, magnitude, effects and clinical significance, Knutson, 2005

Comparing lumbo-pelvic kinematics in people with and without back pain: a systematic review and meta-analysis? Laird RA, 2014

Leg length discrepancy, Gurney B, 2002

[li] Sex differences in resistance training : a systematic review and meta-analysis, Roberts, Nuckols & Krieger, 2020

Des résultats genrés : force & hypertrophie, M. Soulhol, instagram, 5 mai 2022

[lii] Déf. Athrose (médecine), Le Robert (dictonnaire)

[liii] CHUV, service de neurochirurgie, « La douleur Chronique », site officiel

[liv] Delayed onset muscle soreness: treatment strategies and performance factors, Karoline Cheung, Patria Hume, Linda Maxwell, 2003

TFK, article 25 No pain no gain, Fausses idées Fitness & Nutrition

[lv] Long Distance Running and Knee Osteoarthritis A Prospective Study, Eliza F. Chakravarty, Helen B. Hubert, Vijaya B. Lingala, Ernesto Zatarain,, and James F. Fries, 2008

[lvi] Running decreases knee intra-articular cytokine and cartilage oligomeric matrix concentrations: a pilot study (preview), Robert D. Hyldahl, Alyssa Evans, Sunku Kwon, Sarah T. Ridge, Eric Robinson, J. Ty Hopkins & Matthew K. Seeley, 2016

[lvii] Running exercise strengthens the intervertebral disc, Daniel L. Belavý, Matthew J. Quittner, Nicola Ridgers, Yuan Ling, David Connell & Timo Rantalainen, 2017

[lviii] TFK, art. 9 Tu ne perds pas de poids sur la balance, donc ton entraînement n'est pas efficace, Fausses idées Nutrition&Ftness

[lix] Cette mention est tirée de la recherche et de l'analyse d'article de « Health US News » ainsi que du e-book « Fausses idées Fitness&Nutrition », TFK

[lx] Effects of grip width on muscle strength and activation in the lat pull-down., Vidar Andersen, Marius S Fimland, Espen Wiik, Anders Skoglund, Atle H Saeterbakken 2014

La largeur de prise influence-t-elle le recrutement musculaire lors des tirages verticaux ? P. Debraux, 2014

[lxi] Pourquoi ça brûle ?, Marius Bzh, 29 avril 2020, IG

Unraveling the neurophysiology of muscle fatigue, Enoka & al, 2010

La fatigue périphérique : sites subcellulaires et mécanismes biologiques, J.D. Rouillon & R. Candau, em-consulte

[lxii] Aoi W, Marunaka Y. Importance of pH homeostasis in metabolic health and diseases: crucial role of membrane proton transport. Biomed Res Int. 2014

National Center for Biotechnology Information (2021). PubChem Compound Summary for CID 91435, Lactate. Modified June, 2022

L'acide lactique… ou pas ! Marius Bzh, 2021, IG

Nerdy muscle review "lactate innocent : deux décennies de lutte contre l'acidose métabolique, Remi Masson, pg 50-61, novembre 2019

[lxiii] Musculation et natation, Cometti, 2007

La pré-fatigue pour prendre du muscle, Marius Bzh,29 juillet 2021, IG

[lxiv] La mind-muscle connection : Parce qu'il faut utiliser son cerveau en plus ?, Marius Bzh, 4 octobre 2021, IG

[lxv] Schoenfeld BJ, Vigotsky A, Contreras B, Golden S, Alto A, Larson R, Winkelman N, Paoli A. Differential effects of attentional focus strategies during long-term resistance training. Eur J Sport Sci. 2018 Jun;18(5):705-712.

[lxvilxvi] Wulf G. Attentional focus and motor learning: A review of 15 years. Int Rev Sport Exerc Psychol 6: 77–104, 2013.

[lxvii] Calatayud J, Vinstrup J, Jakobsen MD, Sundstrup E, Brandt M, Jay K, Colado JC, Andersen LL. Importance of mind-muscle connection during progressive resistance training. Eur J Appl Physiol. 2016 Mar;116(3):527-33.

[lxviii] Greig M, Marchant D. Speed dependant influence of attentional focusing instructions on force production and muscular activity during isokinetic elbow flexions. Hum Mov Sci. 2014 Feb;33:135-48.

[lxix] Effects of repetitions duration during resistance training on muscle hypertrophy : a systematic review on meta-analysis

[lxx] Fujita RA, Silva NRS, Bedo BLS, Santiago PRP, Gentil PRV, Gomes MM. Mind-Muscle Connection: Limited Effect of Verbal Instructions on Muscle Activity in a Seated Row Exercise. Percept Mot Skills. 2020 Oct;127(5):925-938

[lxxi] Baptiste Marchais : Big Back = big bench, Axel Ravinet, 2022, YT

Le recordman de développé couché me dévoile ses secrets pour soulever 230kg (ft. Bench&cigars), Nassim Sahili, 2022, YT

[lxxii] Differences in the one-repetition maximum and load-velocity profile between the flat and arched bench press in competitive powerlifters, Sports Biomechanics, Garcia-Ramos & al., 2018

[lxxiii] Performance Differences Between the Arched and Flat Bench Press in Beginner and Experienced Paralympic Powerlifters, Neto & al, 2020

[lxxiv] Acute Effects of Posture Shirts on Rounded-Shoulder and Forward-Head Posture in College Students, John Manor, Elizabeth Hibberd, Meredith Petschauer, Joseph Myers, 2016

Effect of an exercise program for posture correction on musculoskeletal pain, DeokJu Kim, MiLim Cho, YunHee Park, and YeongAe Yang, 2015

The use of posture-correcting shirts for managing musculoskeletal pain is not supported by current evidence - a scoping review of the literature, Thorvaldur Skuli Palsson, Mervyn J Travers, Trine Rafn , Stian Ingemann-Molden, J P Caneiro, Steffan Wittrup Christensen, 2019

[lxxv] Subcutaneous Fat Alterations Resulting from an Upper-Body Resistance Training Program, Kostek & al. 2007

[lxxvi] Whole-body vibration exercise in postmenopausal osteoporosis, Magdalena Weber-Rajek,corresponding author Jan Mieszkowski, Bartłomiej Niespodziński, and Katarzyna Ciechanowska, 2015

Comparison of the Power Plate and Free Weight Exercises on Upper Body Muscular Endurance in College Age Subjects, Elisabeth Boland, Dan Boland, Thomas Carroll & William R. Barfield. Department of Health and Human Performance, College of Charleston, Charleston, SC, USA

Effects of 24 weeks of whole body vibration training on body composition and muscle strength in untrained females, M Roelants , C Delecluse, M Goris, S Verschueren, 2004

[lxxvii] Power Plate: Do Vibration Plates Work?, Exercise Biology : THE Science Of Exercise, 2010

[lxxviii] A comparitive study on stair walk and stepper strengthening exercise influence on the thigh muscle activation of university students, Kyung Mi Kim, Jin Seop Kim, Ji Heon Hong, Jae Ho Yu and Dong Yeop Lee, 2015

[lxxix] The effects of stepper exercise with visual feedback on strength, walking, and stair climbing in individuals following stroke, Munsang Choi, PT, MSc, Junsang Yoo, PT, MSc, Soonyoung Shin, JD and Wanhee Lee, 2015

[lxxx] "The effects of stepper exercise with visual feedback on strength, walking, and stair climbing in individuals following stroke", Munsang Choi, Junsang Yoo, Soonyoung Shin, Wanhee Lee, J Phys Ther Sci,2015

[lxxxi] L'éloge de la mastication, Hélène Baribeau, nutritionniste

[lxxxii] The Relationship of Eating Rate and Degree of Chewing to Body Weight Status among Preschool Children in Japan: A Nationwide Cross-Sectional Study, Hitomi Okubo, Kentaro Murakami, Shizuko Masayasu, and Satoshi Sasaki, 2019

[lxxxiii] "Effects of Fat Grip Training on Muscular Strength and Driving Performance in Division I Male Golfers, Cummings, Patrick M.; Waldman, Hunter S.; Krings, Ben M.; Smith, John Eric W.; McAllister, Matthew J, 2018

[lxxxiv] Impact of Fat Grip Attachments on Muscular Strength and Neuromuscular Activation During Resistance Exercise, Krings & al., 2021

[lxxxv] Hypertension : L'isométrique au service de la santé cardiovasculaire, A. Manolova, 2022, Sci-sport

Smart NA, Way D, Carlson D, Millar P, McGowan C, Swaine I, Baross A, Howden R, Ritti-Dias R, Wiles J, Cornelissen V, Gordon B, Taylor R and Bleile B. Effects of isometric resistance training n resting blood pressure : Individual participant data meta-analysis. J Hypertens 37 : 1927-1938, 2019.

[lxxxvi] Grip Strength and Powerlifting Performance, Scot Morrison & al., 2010

[lxxxvii] Kinematic and EMG activities during front and back squat variations in maximum loads, Hasan Ulas Yavuz,Deniz Erdağ,Arif Mithat Amca &Serdar Aritan, Journal Of Sport Sciences, Pages 1058-1066, 2015

[lxxxix] A Biomechanical Comparison of Back and Front Squats in Healthy Trained Individuals, Gullett, Jonathan C; Tillman, Mark D; Gutierrez, Gregory M; Chow, John W, Journal of Strength and Conditioning Research, p 284-292, 2009

[xc] Electromyographic comparison of barbell deadlift, hex bar deadlift, and hip thrust exercises: a cross-over study, Andersen V, Fimland MS, Mo D-A, Iversen VM, Vederhus T, Rockland Hellebo LR, Nordaune KI and Saeterbakken AH., J Strength Cond Res, 587-593, 2018.

Comparaison de différents exercices pour l'activation des ischio-jambiers et du grand fessier, A. Manolova, Sc-sport, 2018

[xci] Effects of a Six-Week Hip Thrust vs. Front Squat Resistance Training Program on Performance in Adolescent Males: A Randomized Controlled Trial, Bret Contreras, Andrew D Vigotsky, Brad J Schoenfeld, Chris Beardsley, Daniel T McMaster, Jan H T Reyneke, John B Cronin, Journal of Strength and Conditioning Research, 999-1008, 2017

[xcii] Surface electromyographic activation patterns and elbow joint motion during a pull-up, chin-up, or perfect-pullupTM rotational exercise, Youdas JW, Amundson CL, Cicero KS, Hahn JJ, Harezlak DT and Hollman JH, J Strength Cond Res, 3404-3414, 2010

Différences de sollicitations musculaires entre tractions pronation et supination, P. Debraux, Sci-sport, 2014

[xciii] A comparative electromyographical investigation of muscle utilization patterns using various hand positions during the lat pull-down, Signorile JE, Zink AJ and Szwed SP, J Strength Cond Res, 539-546, 2002

[xciv] Biomechanical comparison of the reverse hyperextension machine and the hyperextension exercise, Michael A Lawrence , Andrew Chin , Brian T Swanson, J Strength Cond Res, 2053-2056, 2019.

[xcv] Comparaison biomécanique entre le Reverse Hyperextension et le Back Extension, P. Debraux, Sci-sport, 2019

[xcvi] Towards evidence based strength training: a comparison of muscle forces during deadlifts, goodmornings and split squats, Florian Schellenberg, William R. Taylor, and Silvio Lorenzetti, BMC Sports Sci Med Rehabil, 2017

[xcvii] Kinetic and kinematic differences between deadlifts and goodmornings, Florian Schellenberg, Julia Lindorfer, Renate List, William R Taylor & Silvio Lorenzetti, Sports Medicine, Arthroscopy, Rehabilitation, Therapy & Technology, art. 27, 2013.

[xcviii] Effects of body position and loading modality on muscle activity and strength in shoulder presses, Atle H Saeterbakken, Marius S Fimland, J Strength Cond Res, 1824-31, 2013

[xcix] Fausses idées Fitness&Nutrition, TFK, art. 30

[c] Blood Flow Restriction – The Holy Grail for Accessory Work?, Greg Nuckols, StrongerByScience, 2015

[ci] Blood Flow Restriction Resistance Training in Tendon Rehabilitation: A Scoping Review on Intervention Parameters, Physiological Effects, and Outcomes, Burton & al., Frontiers in Sports and Active Living, 2022

[cii] Effects of low-load resistance training with vascular occlusion on the mechanical properties of muscle and tendon, Keitaro Kubo& al., 112-9, 2006

[ciii] Effects of low load exercise with and without blood-flow restriction on microvascular oxygenation, muscle excitability and perceived pain, Kolind & al., J. of sport, 2022

[civ] Does blood flow restriction result in skeletal muscle damage? A critical review of available evidence, J. P. Loenneke R. S. Thiebaud T. Abe, Scandinavian Journal Of Medicine & Science In Sport, 2014

[cv] L'isométrie pour progresser en musculation, Christophe Collin, MyProtein, 2017

[cvi] Formation « Le système », Olivier Bolliet

[cvii] Xpertise 360 – formation Powerbuilding conjugué, Christian Thibaudeau

[cviii] ISOMETRICS FOR MASS! How to get bigger by not moving a muscle, Christian Thibaudeau, T. Nation, 2005

[cix] Kettlebell : Un peu de science dans un monde de fonte, P. Debraux & A. Manolova, Sci-sport, 2012

[cx] Elbow Extension Activation: Is there a difference with a pronated vs. supinated forearm?, answer of Leon Lategan, ResearchGate, 2016

[cxi] OVERHAND Vs UNDERHAND Tricep Extensions | What's Better?, Suneet Sebastian, Sebastian Fitness Solution

[cxii] Signorile JF, Zink AJ and Szwed SP. A Comparative Electromyographical Investigation of Muscle Utilization Patterns Using Various Hand Positions During the Lat Pull-down. J Strength Cond Res 16 (4) : 539-546, 2002.

Tirage nuque vs. tirage poitrine : quel est le plus efficace ?, P. Debraux, Sci-sport, 2017

[cxiii] WHY ROTATING SHRUGS ARE CRAP, Christian Thibaudeau – Thibarmy, Youtube, 2019

[cxiv] Modifying a shrug exercise can facilitate the upward rotator muscles of the scapula, Pizzari T & al., Clin Biomech 29, 201-205, 2014

[cxv] Une variante de shrug pour mieux recruter ses trapèzes, P. Debraux, Sci-Sport, 2018